U0302430

中医经典导读丛书

难　　经

丛书主编　宋　兴

主　　编　刘　渊　吴潜智

副主编　薛　红　佘贤武　严石林　马烈光　张新渝

编　　委（按姓氏笔画排列）

关芳妍　刘　渊　刘亚飞　江　花　江　泳

吴潜智　陈丽平　路少忠　黄金燕

四川科学技术出版社

图书在版编目（CIP）数据

难经/刘渊，吴潜智主编. —成都：四川科学技术
出版社，2008.6（2022.1重印）
（中医经典导读丛书/宋兴主编）
ISBN 978-7-5364-6502-2

Ⅰ.难… Ⅱ.①刘…②吴… Ⅲ.①难经－注释②难
经－译文 Ⅳ.R221.9

中国版本图书馆CIP数据核字（2008）第062768号

中医经典导读丛书

难 经
NAN JING

丛书主编　宋　兴
主　　编　刘　渊　吴潜智

出 品 人　程佳月
策划编辑　康利华
责任编辑　戴　林
封面设计　韩建勇
版式设计　康永光
责任出版　欧晓春
　　　　　成都市槐树街2号　邮政编码 610031
　　　　　官方微博：http://e.weibo.com/sckjcbs
　　　　　官方微信公众号：sckjcbs
　　　　　传真：028-87734035
成品尺寸　146 mm×210 mm
印　　张　8.5 字数 200 千　插页4
印　　刷　河北环京美印刷有限公司
版　　次　2008年6月第 1 版
印　　次　2022年1月第 5 次印刷
定　　价　118.00元

ISBN 978-7-5364-6502-2

邮购：四川省成都市槐树街2号　邮政编码：610031
电话：028-87734035 电子信箱：sckjcbs@163.com

《中医经典导读丛书》
编委会名单

主　　编 宋兴

学术顾问 邹学熹 陈朝祖

编　　委（按姓氏笔画排列）

马烈光	王子寿	王　静	邓健庭	冯全生
吕茂庸	传　鹏	任　强	刘世云	刘　平
刘亚非	刘秀华	刘　渊	刘　锋	关芳妍
江　花	江　泳	江慧珠	汤利萍	汤朝晖
许利平	严石林	严　俨	杨　文	杨　帆
杨　剑	杨　蕻	李小玲	李正华	李贤军
李炜弘	吴潜智	何仙童	佘贤武	邹学熹
宋旭明	宋　兴	张　伟	张　弛	张　芳
张清华	张新渝	陈丽平	陈建杉	陈建明
陈銮香	苟钟荣	欧阳利民	金　钊	周　宜
钟燕宇	祝　捷	姚宝清	秦　觊	高　峰
黄九龄	黄永刚	黄金燕	黄桂玲	赖方欣
雷长国	路少忠	蔡　林	薛　红	

编者按：中医学在"回归自然"之理性被重新唤醒的现实社会，越来越受到人们的珍视和推崇，学习研究，蔚然成风。近年来，不断收到广大读者的来信，希望能有一套方便阅读，帮助理解的中医经典著作通俗注译本问世。读者的需要就是我们的追求，医易经典著作是荟萃我国古代百科知识的灿烂文化精品，除精妙绝伦的医药知识外，还蕴含着天文、地理、水利、军事、数术、哲学等极其丰富的百科知识，至今对养生、防病、治病、认识事物、分析问题仍有着很高的科学指导价值。为帮助读者更准确，更深刻地理解这些经典著作的精神实质，我社特组织长期从事易学和中医学研究的资深学者精心编写了这套《中医经典导读丛书》。该丛书对《易经》《黄帝内经》(分为《素问》《灵枢》两个分册)《难经》《神农本草经》《脉经》五大医易经典著作进行了全面、系统、深入的文化信息解读。学者们在完成此项工作时，以"古为今用"为指导原则，既保持了严谨的科学态度，又充分解放思想，在大量参考前人、他人研究成果的基础上，大胆注入自己的研究心得，予以阐扬发挥，因而使得本丛书具有提要精当具体，注释简明易懂，译文浅显通俗，按语新颖活泼，既有严格的科学性，又有广博的知识性，还有很强可读性等突出优点，广泛适用于中医专业工作者、中医院校师生以及对中医学所包罗的其他百科知识感兴趣的一切文化人士阅读、研习。我们把这样一套堪称近年来同类著作中难得的珍品推荐给大家，以此来答谢广大读者长期以来对我们医药书籍寄予的信任和厚望。

编者　2008年初夏于蓉城

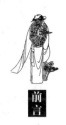

前　　言

　　中医能在现代科技日新月异的时代走向世界，走向未来，是人类健康需要之理性选择的必然结果。人们之所以选择中医，不是因为其历史悠久、内涵古老，而是因为其疗效奇特、疗效可靠。中医疗效不是虚无想象和经验的耦合，是建立在整体、恒动两大体现宇宙运动变化规律的优势理念中的。这两大优势理念，主要是通过医易经典的丰富内涵得到体现的。在中医学重新反思如何走自己的路，以期突出整体恒动理论优势的今天，强调经典著作的学习运用，正在成为共识。由于经典著作本身所存在的文字古奥，语言简练，文化信息密集，学术意蕴宏深，教难、学难、用更难的问题，一直是困扰中医学术传承发展的重大障碍。造成这一障碍的主要原因，一是由于古今时空差异，文化发展巨变，导致了经典文化信息的隐而不彰。二是由于文化发展相互渗透，文化信息错综交织，导致了经典文化信息的晦而难明。近半个世纪以来，虽然也有不少校注、语译、阐释经典类研究性成果问世，但总以随文敷陈者多，独具卓识者少，学术的真知灼见，常常被淹没在僵化的学术风气里。因此，对医易经典文化信息进行符合学术本旨，符合临床实际的解读，要求日益强烈。《中医经典导读丛书》正是顺应这一时代要求而编撰的。

　　中医学术殿堂是古代多学科知识综合运用的庞大体系，从天文到地理，从哲学到文学，从医学到史学，文化信息十分丰富密集。文化信息是学术内容的基本载体和具体体现，离开了对文化信息的充分解读,就无法做到对学术内容的全面了解;离开了对文化信息的深入解读,就无法做到对学术内容的深刻认知。没有全面了解、深刻认知的学术,是绝对谈不上灵活运用的。医易经典文化信息解读,是朴素还原中医学术本质,促进中医回归传统的有效方法,是沟通古今和东西方认识理念,促进中医走向世界,走向未来的重要途径。本丛书以《易经》《内经》《难经》《脉经》《神农本草经》等为研究素材,以弘扬传统为前提,以有利学术传承为目标,以充分解放思想为倡导,以深入浅出为基本要求,以阐明文化内涵为切入点,旨在通过专家对相关经典中语言文字、哲学思想、医学内涵、临床意义等各方面信息的全面研究、朴素解读,深刻揭示各门经典的复杂学术内涵及相互渗透关系,阐明其现实传承价值,运用要点,最终达到学术信息完整清晰,学术理念古今贯通,学术临床紧密结合,以古为新,古为今用的目的。

中医文献浩如烟海,汗牛充栋,为什么要选择这五大经典呢?这是首先应该回答读者的一个问题。《易经》是研究以日月为主要标志的天体运行规律,进而从古天文学引申出万事万物运动变化之理、经纬天地、博综万类的古代哲学著作,因而被历代多学科学术大师奉为百科之母、万事之则、群经之首、学问之宗,而非医学专书。医学不出万事之外,药、病皆在万物之中,理趣互通,二者紧密联系,统一于"法自然"这个朴素认识原则之下。因此,早在医学理论体系创建之初,就开始运用易理阐明医理,而成为中医理论体系之纲领,故有"医易相通"之说。后世研究中医的学者更是强调,只有以易理释医理,才能理明义畅,真正收到纲举目张的良好效果,所以,欲明医,必先知易。《内经》(分为《素问》《灵枢》两个分册)是以从医药实践经验中提炼出的医学理论知识为基本素材,并借助哲学、天文、地理、水利、军事、数术等多学科知识,深刻阐明养生、防病、脏象、病机、诊断、治疗等课题的医学专著,内容极为丰富,既是中医理论体系的奠基性著作,也是中医理论体系的核心。后世临床各科的发展,无不以此为起点。《难经》通过 81 个中医基础理论问题的讨论,与《内经》的学术内容相互阐释,相互发挥,相互补充,是构成中医基础理论体系的必不可少部分,被历代学者奉为中医理论研究的又一津梁之作。《神农本草经》通过对 365 种药物的分类阐述,汇集古人在养生、防病、治病的长期实践中所总结的药物学知识,创造了四气五味、升降浮沉、君臣佐使等系统而又独特的药物研究方法,还总结了相须、相使、相畏、相恶、相杀等丰富的药物配伍运用经验,是我国最早的药物学专著,也是后世药物学发展的基本支架,是中医药理论体系的又一重要组成部分。《脉经》为我国现存最早的诊断学专书,书中结合临床病症,详细讨论并比较分析了临床常见脉象 24 种,求得了脉、证、诊、治的有机统一。还确立了以桡动脉为基点的寸口诊脉法,是中医理论体系完整组合不可或缺的部分。正是以上五《经》,从理论纲领到生理、病理、药物、诊疗等实质性内容,构成了中医理论的完整大体系。通过注译阐发五《经》,可以从一个较高的视角提纲挈领地把中医学精髓介绍给全社会。这就是本丛书编选的指导思想。

本丛书在体例设计上分为[提要]、[原文]、[词解]、[语译]、[按语]五个部分,各书均按原著篇章段落分段研究阐发。[提要]以篇章为基本单元,撰于篇章之首,其具体内容是对所在篇章内容和精神实质的精辟概括,力求简明具体,不讲空话、废话。[原文]选择学术界已经校勘,且公认的善本作为蓝本。不同版本内容有出入者,以择善而从为原则,直接选取其中一家之言为参考,不作版本校刊等繁琐考证。[词解]主要针对古籍中的生字、难词,进行必要的音义注释,注释内容主要是作者在参考其他文献后,提炼选择的最具代表性见解。注文力求简明通俗,不以经解经,不旁征博引,不出书证。一词多义或歧义,众说纷纭者,选择与原文意义最贴切的见解为依据,并结合作者自己的研究心得以注。[语译]为保持其严谨的科学性,本书仍以直译为主,但为增强其可读性,部分文字艰深,义曲意隐的段落,辅以适当意译,以畅明其义。力求义理准确,语言流畅,文字浅近,既有严谨科学性,又有较强的可读性。[按语]是对译文的补充发挥,主要针对文义晦涩艰深,单凭译文难以透彻阐明其义,或意蕴宏博,非译文所能包容,或本义褊狭,后世学者引申发挥颇多新意者而发。需要展开讨论的地方,则兼采百家,融会古今,不拘一格地充分展开,总以把问题说清楚,以有利阅读理解为目的。按语内容充分展示了古今学者以及作者本人,围绕某一学术命题所阐发的新颖而又深刻的见解,既有深度,又有广度。各个部分的内容皆以通、明、信、达为原则。

具体而言,五经各有特色,各有侧重。《易经》文字古奥,义理隐曲,在今天,无论医者、学者,真正有所造诣的人,为数极少。本丛书着重在阐明易学与医学的关系,易理对医理的指导价值,易理在医学中的具体运用等方面下工夫,不涉占卜预测等内容。力求释玄理为通说,化艰深为浅易,赋古义以新知,弃虚妄求实用。《内经》中的《素问》《灵枢》两个分册,都历代研究者众,注本、译本不少,但或繁征博引,或各执一偏,或附会曲说,往往令初涉者眼花缭乱,莫衷一是。本丛书以"择善而从"为原则,对其医学内容进行了通注通译,明是非于文中,发至理于文外。通过按语的充分阐扬发挥,对其他与医学相关的内容,作了丰富多彩而又生动活泼的讨论,使读者能在阅读本书时,既准确获得中医学知识,又能广泛了解该书中所涉及的其他百科知识,真正懂得,没有百科的丰富借鉴,中医学就不可能建立起运用阴阳五行提纲挈领的归纳认识方法来。换句话说,如果没有对其他各科的深刻理解、借鉴即便最大限度地放飞人们的想象,中医学对整体观的运用,充其量发展到人与地球关系的认识水平,永远无法延伸到宇宙全息大统一论上去,最终创造出天人合一的整体医学思想来,当然也就不可能实现对神奇生命现象的深刻理解,从而完成以功能定位为基本生命单元的古代人体生理病理学术体系的构建。《难经》文简意赅,发挥颇难,本丛书集历代《难经》研究学者之不同学术见解,着重阐明了该书学术上对中医基础理论建设的巨大贡献,在内容上与《内经》相互补充,相互发挥的复杂联系,并结合临床实际,阐明了它在现实临床实践中的运用价值。《神农本草经》所涉药物知识,后世发展甚多,古今差异很大,本丛书既充分珍视该书所创建的传统中药研究方法,详细阐明各药性、味、归经、配伍、运用要点,又在按语部分大量吸收了现代药理研究成果,使古论与新知相互发挥,以拓宽读者视野,活跃读者思维。《脉经》所涉诊断学知识,自秦汉迄今,代有长足进步,本丛书继承了该书的实用主义优点,着重在阐明其运用价值方面下了很大工夫,逐一讨论了每种脉象的现实临床诊断意义,并在讨论中博综历代名家高论,结合当代实践新知,尽可能准确、深刻地阐明各种脉象的表达特点、病理本质,使读者能知其象而明其理,释其疑而得其真。

总之,在此项研究工作中,我们始终坚持的研究原则是:不唯书,只唯实,力求思想充分解放;不尚古,只尚真,力求内容朴实可靠;既为学,更为用,力求理论与实践紧密结合。旨在释玄理为通说,赋古义以新知,力求令读者耳目一新,开卷受益。

致谢:

本丛书的问世,得感谢广大读者的热情关注和大力支持,正是广大读者的渴求和期盼,给了我们编著本书的信心和勇气。得感谢四川省中医药管理局的大力扶持,是四川省中医药管理局在本书编撰的最困难时期,设立"中医经典文化信息解读"专题,予以大力支助,才使此项研究工作得以顺利完成。得感谢四川科学技术出版社的悉心指导,从选题到体例设计,都倾注了他们的大量心血。

在本丛书编写过程中,丛书主编负责拟定选题,编写大纲及样章,审订各分册稿件;分册主编负责各个分册的编写及审稿改稿;分册副主编协助所在分册主编的稿件编写及审改;编委负责完成所承担部分的稿件编写及校改;学术顾问负责丛书编撰过程中的解难答疑。本丛书是全体同仁十易寒暑,无怨无悔,甘苦与共结出的丰硕成果,在此一并致谢。

《中医经典导读丛书》编撰委员会
2008 年初夏

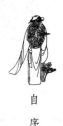

自　序

　　《难经》成书于战国时期,是继《黄帝内经》之后阐述中医理论的又一部优秀著作,与《黄帝内经》《神农本草经》《伤寒杂病论》并誉为中医四大经典,为学习中医的必读之书。《难经》从问世之时起,就受到世人的青睐。如古代著名医学家张仲景、王叔和、皇甫谧、孙思邈等,无不引述《难经》经文,为著述立论的理论依据。近代名医张山雷在系统研究了古典医经后指出:"吾国医经,《素》、《灵》以外,断推《八十一难》……,孙吴时吕广已有注解,行世最早,远在今本《灵》、《素》之先,是真医书中之最古者。其理论与《灵》、《素》时有出入,如诊脉独取寸口,及倡言心主、三焦之有名无形等,皆其独到之处。本非借《灵》、《素》以注疏体例,依草附木,人云亦云者可比。"不仅中医界如此,历史上其他学科的学者也对之推崇备至,如北宋文学家苏东坡在为《楞伽阿跋多罗宝经》作跋时说:"经之有《难经》,句句皆理,字字皆法……"

　　由于《难经》有很高的学术价值,所以在北宋时代就被选为国家医学教育的教材之一。三国时吴国太医令吕广首先为《难经》作注,开创了古代医籍注疏的先河。此后相继有150余名国内学者,先后研究和发扬《难经》之学,留下了精彩的论述。不仅如此,《难经》很早就传入日本、朝鲜、越南等诸多邻国,而且《难经》已有德文版、英文版等,在世界医坛上产生了广泛而深远的影响。

　　纵观中医理论发展史,自《黄帝内经》《难经》奠基理论以后,除了东汉张仲景、金元四大家、清代叶天士等人几次填充式地创建外，就很难再找出一次理论的重大创新。

清初著名医家喻嘉言在《寓意草·先议病后用药》中对此现象也十分感慨："厄哉！《灵枢》《素问》《甲乙》《难经》无方之书，全不考究，而后来一切有方之书，奉为灵宝。如朱丹溪一家之言，其《脉因证治》一书，先论脉，次因，次症，后迺论治，其书即不行；而《心法》一书，群方错杂，则共宗之。"正是这种但求实用不求明理，浅陋虚浮的盛行，严重阻碍了中医学术的发展进步，也严重影响了中医临床诊疗水平的提高。

今天，中医基础理论的继承、发展与创新，越来越成为中医进步发展的迫切需要。实践证明，重视中医基础理论的学习、研究，是提高中医临床水平的有效途径，是发展中医的必经之路。实践是重要的，在理论指导下的实践是更重要的，再从实践升华到理论才是最重要的。因为只有这样，才能不仅济一时之世，而且惠泽久远。唐代医学家王冰曾说："将升岱岳，非径奚为？欲诣扶桑，无舟莫适。"《难经》作为一部言简意赅、简明扼要、不可多得的中医基本理论佳作。如能认真研读，站在这个"巨人"的肩上，您会看到您从前没有看到过的丰富内涵，深远意境。

刘　渊

2007 年 12 月于成都中医药大学

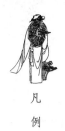
凡　例

【原文】本书原文一律遵照明·王九思等辑的《难经集注》(上海商务印书馆,1955)。同时参照凌耀星主编的《难经校注》,将其中合理的校勘在注释中加以指出。现代标点参考了其他译注《难经》的书籍,并按语义折衷而定。

【注释】参考历代注本,选择合于理、合于医的注释,并用通俗的语言加以疏通,以理解原意、理解医理为目标。凡难字、冷僻字、异读字,均加注汉语拼音。

【语译】直译为主,意译为辅,以疏通文理、理解医理为目标。在翻译时参考了现有各种版本的《难经》译文,在此基础上按简明、清楚、准确、通畅为原则,或加以剪裁,或重新译出,务求表达原意,而又通俗易懂。

【按语】主要包括以下几个方面的内容:①对原文较难的内容、言而未尽或历史上有争议的内容等,进一步从多个角度加以阐释;②对《难经》中反复论证的观点,或隐而未晰的原理,加以阐发、论述,如分散各篇,则集中在主要的一难后,进行总结、归纳;③对原文一些精彩的论点,在按语中单独提出,结合后世的运用进行阐发、引申,务使读者深入理解。④中医理论与临床实践是紧密相连的,对《难经》中一些病证的讨论,结合了临床的治疗,希望有助于理解原文。

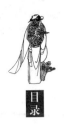

目　　录

1

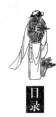

日 录

《难经集注》杨玄操序

　　《黄帝八十一难经》者，斯乃勃海[1]秦越人[2]之所作也。越人受桑君[3]之秘术，遂洞明[4]医道，至能彻视[5]藏府，刳肠剔心[6]。以其与轩辕[7]时扁鹊[8]相类，乃号之为扁鹊。又家于卢国[9]，因命之曰卢医。世或以卢扁为二人者，斯实谬矣。

　　按[10]黄帝有《内经》二帙[11]，帙各九卷，而其义幽赜[12]，殆难穷览[13]。越人乃采摘英华[14]，抄撮[15]精要，二部经内，凡八十一章，勒成卷轴[16]，伸演其道，探微索隐，传示后昆[17]，名为《八十一难》。以其理趣[18]深远，非卒易了故也[19]。既弘畅圣言，故首称"黄帝"。斯乃医经之心髓，救疾之枢机[20]。所谓脱牙角于象犀，收羽毛于翡翠[21]者矣。

　　逮[22]于吴太医令吕广[23]为之注解，亦会合玄宗[24]，足可垂训。而所释未半[25]，余皆见缺。

　　余性好医方，问道无倦。斯经章句，特承师授。既而躭研无斁[26]，十载于兹。虽未达其本源，盖亦举其纲目。此教所兴，多历年代。非唯文句舛错[27]，抑亦事绪[28]参差。后人传览，良难领会。今辄条贯编次[29]，使类例相从，凡为一十三篇，仍旧八十一首。吕氏未解，今并注释；吕氏注不尽，因亦伸之，并别为音义，以彰厥[30]旨。昔皇甫玄晏[31]总三部为《甲乙》之科[32]。

近世华阳陶贞白[33]广《肘后》为《百一》之制[34]，皆所以留情[35]极虑，济育群生者矣。余今所演[36]，盖亦远慕高仁[37]，迩遵盛德[38]。但恨庸识有量，圣旨[39]无涯。缏促汲深[40]，玄致[41]难尽。

前歙州[42]歙县尉杨玄操[43]序

【注释】[1]勃海：又作渤海。汉代郡名，汉高帝五年(公元前202年)设置，今鲁西北与冀东南一带。因地滨渤海(中国的内海，在辽宁省、河北省、天津市、山东省之间)，所以有此名称。[2]秦越人：战国时名医，姓秦，名越人，战国时郑人(鄚，mào，现河北省任丘县境内)，因其医术高明，所以人们也以上古名医扁(biǎn)鹊之名称呼他。[3]桑君：即长桑君。战国时名医，秦越人的老师，曾授之以秘药禁方，事见《史记·扁鹊仓公列传》。[4]洞明：洞，通晓、知悉。洞明，透彻地了解。[5]彻视：彻，通达、穿透。即透视的意思。[6]刳肠剔心：刳(kū，音枯)，剖开。剔(tī，音梯)，用刀分解、割取、剥离。刳肠剔心，指剖腹理肠，开胸取心。此指古代外科手术。[7]轩辕：即黄帝。传说中的古代帝王名，为中原各族的共同祖先。姓姬，号轩辕氏，有熊氏。少典之子。举凡兵器、舟车、弓箭、文字、养蚕、衣服、音律、算术及音乐等，相传皆创始于黄帝时期。[8]扁鹊：此处指传说中黄帝时期的名医。[9]卢国：春秋时齐国之地，在今山东长清县西南。[10]按：也作"案"，通过考核研究后下论断。[11]帙(zhì，音至)：本义为包书的套子，用布帛制成。引申为书的卷册、卷次。[12]幽赜：赜(zé，音则)，深奥、玄妙的意思。幽赜，为同义复词。[13]殆难穷览：殆，副词，表推测，相当于"大概"、"几乎"。整句指几乎难以完全读通。[14]英华(yīng huā)：原指美好的花木，后指优异的人或物。这里是精华、精英的意思。[15]抄撮：撮，摘要、摘取。抄撮即抄摘的意思。[16]勒成卷轴：勒，雕刻的意思，引申为刻书或写书。卷轴，古代图书都以贯轴舒卷，所以卷轴成为书籍、著作或裱好装轴书画的泛称。[17]昆：子孙、后代的意思。[18]趣：旨趣、含意。[19]非卒易了故也：卒，通"猝"，仓猝、突然的意思。了：明白、知道。[20]枢机：指朝廷的重要职位或机构，比喻事物的关键之处。[21]脱牙角于象犀，收羽毛于翡翠：翡翠，指翡翠鸟，又名赤翡翠，属脊椎动物亚门，鸟纲，佛法僧目，其羽毛美丽，可供镶嵌饰品之用。整句是说取大象之牙、犀牛之角、翡翠鸟之羽。比喻取其精华。[22]逮：赶上、及、到的意思。[23]吕广：三国时代吴医学家。一作吕博，后人因避隋炀帝杨广讳，以"博"字代广；一作吕博望，或为其字。少以医术知名，善诊脉论疾。赤乌二年（公元239年）任太医令。注《黄帝八十一难经》，医经有注者，始自此书。原书虽佚，但其说于王翰林《集注黄帝八十一难经》中可见。[24]玄宗：玄，通元，根源、根本的意思。宗，主旨、本旨。玄宗，指本来的含意、根本的旨意，这里指吕氏注解明晰了医学的本旨。[25]所释未半：吕广注文在《难经集注》中总计仅有24难。[26]耽研无斁：耽（dān），通耽，沉溺、喜好、嗜好。斁（yì），厌倦、懈怠、厌弃。全句意为潜心研究，从不懈怠。[27]舛错：舛（chuǎn），相违背、颠倒的意思。舛错，同义复词，差错。[28]事绪：事，这里指《难经》所论的医学事理。绪，开端、头绪。事绪，指医学理论的头绪。[29]条贯编次：条贯，本义为一个事情的内部结构、条理，这里用如动词，使之通达、贯通，而有条理。编次，编排次序。[30]厥：指示代词，其的意思。[31]皇甫玄晏：即皇甫谧（公元215—282年），字士安，自号玄晏先生。魏晋著名医学家，著有《针灸甲乙经》等专著。[32]总三部为《甲乙》之科：三部，指《素问》、《针经》、《明堂孔穴针灸治要》三部书籍。《甲乙》指《针灸甲乙经》。[33]陶贞白：即陶弘景（公元452～536年），丹阳秣（mò）陵人，自号"华阳隐居"，又号胜力菩萨，或云陶胜力，卒谥"贞白先生"。著名医学家、道家，主要著作有《本草经集注》、《肘后百一方》等。[34]广《肘后》为《百一》之制：广，增加、增补的意思。制，这里指著作。《肘后》即晋代葛洪所著的《肘后备急方》。《百一》，即陶贞白所著《肘后百一方》。陶贞白有感于《肘后备急方》阙漏未尽，于是采集补充，而著成《肘后百一方》。[35]情：心思、兴趣的意思。[36]演：推演、阐述、讲解。[37]高仁：仁，人的意思。高仁指高明的医家。[38]盛德：对有德之士的敬称。[39]圣旨：经文的旨意。[40]绠促汲深：绠（gěng），井绳。促，短的意思。汲（jí），从井里打水、取水。指绳索短，而取水的井很深。比喻经文深奥，难以完全阐述其本旨。[41]玄致：玄，深奥。致，情趣、兴致。这里指深奥的旨意、道理。[42]歙州：歙（shè）州，古州名，隋开皇九年（公元589年）设置，至宋代宣和三年改为徽州。今安徽省东南部。[43]杨玄操：唐医家，约生活于公元七世纪。曾任歙州县尉。对吕广所注《难经》之未解者及注释不详者再予注释，撰成《黄帝八十一难经注》五卷，已佚，内容大部分保留于《难经集注》中。另撰有《黄帝明堂经》（公元619年），现存残本。其余著作均佚。

【语译】《黄帝八十一难经》是勃海郡秦越人的著作。秦越人曾经得到长桑君的秘密传授，于是深刻地明白了医学的道理，甚至能够透视脏腑，剖腹理肠，开胸取心。他的医术与轩辕时期的名医扁鹊相似，所以又称他为扁鹊。因家住卢国，又有人叫他卢医。一度有人认为卢、扁为两个不同的人，显然是不正确的。

考察黄帝有《内经》二册，每册各九卷，该书文义深奥，几乎难以完全读通。所以秦越人就抄摘书中的精华，从二册书中，选取八十一章，引申推演其中的医学理论，探索其中的深奥道理，装订成书，命名为《八十一难》，以留传子孙后代。这是因为《内经》的道理深奥，旨趣深远，不是一下子就能够明白的原因。既然是光大、畅达圣人的言论，所以书名首称"黄帝"。这本书所阐述的内容，确实是医经的精要，治病救人的关键。就好像收集的是象牙、犀角、翡翠鸟的羽毛，无不是十分珍贵的东西。

直到三国时，吴国的太医令吕广才为《难经》作注解，阐述也符合医学的本旨，完全可以留传后世，供大家学习。然而他的注释没有达到一半（仅有24难），其余都没有注解。

我生性喜欢医学，常常专心致志，不知倦怠。《难经》的分章分段和语句停顿，都承蒙我的老师指点。从那以后，我潜心研究《难经》达十年之久，一点也不觉厌倦。即使没有理解其本来的意思，至少也掌握了它的纲要。《难经》教育的提倡、流行，经历了很多时代。由于《难经》部分文字、语句错乱，而且所论医学事理的头绪较多，后人在传阅时，很难领会。所以现在畅通语句，明晰条理，并重新加以编排次序，使相类似的论述排在一起，归纳为13篇，仍旧分为81难。吕氏没有注解的，则加以注释；吕氏注解未尽其意的，也顺其意加以引申，而且辨别读音和含义，使医学的旨意更加明了。皇甫谧曾经总结、归纳《素问》《针经》《明堂孔穴针灸治要》三部书籍,而著成《针灸甲乙经》。近代华阳的陶贞白增补《肘后备急方》的阙漏,著成《肘后百一方》。这些都是他们殚精竭虑用来普济众生的著作。我现在之所以对《难经》作注释和编排,也是因为崇尚前代高明医家和近世贤明的作风。遗憾的是知识有限,而经旨深奥,就像井绳短、而要打水的井却很深一样,深奥的医理难以尽述。

前歙州歙县尉杨玄操序

一 难

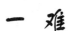

【提要】提出了诊脉"独取寸口"的方法。指出寸口是十二经动脉的"大（要）会"，五脏六腑的终始，故可通过切按寸口而了解五脏六腑的情况。

【原文】一难[1]曰：十二经[2]皆有动脉[3]，独取寸口[4]，以决[5]五藏六府[6]死生吉凶之法，何谓也[7]？

然[8]：寸口者，脉之大会[9]，手太阴[10]之脉动也。人一呼脉行三寸，一吸脉行三寸，呼吸定息[11]，脉行六寸。人一日一夜凡一万三千五百息，脉行五十度周于身，漏水下百刻[12]，荣卫行阳二十五度，行阴亦二十五度[13]，为一周也，故五十度复会于手太阴。寸口者，五藏六府之所终始，故法取于寸口也。

【注释】[1]难："问"的意思。一难，即第一问，后类推。[2]十二经：指分布于全身的十二条经脉，即手太阴肺经、手厥阴心包经、手少阴心经、手阳明大肠经、手太阳小肠经、手少阳三焦经、足太阴脾经、足厥阴肝经、足少阴肾经、足阳明胃经、足太阳膀胱经、足少阳胆经。[3]动脉：搏动的脉。此处不能理解成后世28脉中所指的"动脉"。[4]寸口：指两手桡骨茎突内侧的诊脉部位。因桡骨茎突与手腕桡侧横纹相距一寸，故有寸口之称。此处是寸、关、尺三部的总称。[5]决：决断。此处为诊断的意思。[6]五藏六府：藏同脏，五藏指肝、心、脾、肺、肾。府同腑，六府指胆、小肠、胃、大肠、膀胱、三焦。[7]何谓也：《难经》多次出现"何谓也"，一般具有两个含义：①举古语而问"何谓也"，表示"这句话是说的什么事呢？"

此处谓为动词,告诉、说的意思。何谓,即谓何等之事;②如果是说自己有疑问的事而问"何谓也",相当于是说这件事的要旨。此处谓为名词,相当于指(旨)趣、意义、意思。《广雅·释言》:谓,指也。《华严经音义》引《汉书音义》:谓者,指趣也。本难为有疑而问,所以应该是第二条语义。[8]然:应答之义,相当于现在的"答"。[9]大会:《难经校注》认为当为"大要会"。指总的重要的会合处。[10]手太阴:十二经之一,即手太阴肺经。[11]呼吸定息:指一呼一吸定为一息。[12]漏:是古代的一种计时工具,一般由底部带有小孔的铜壶和内有刻度浮标的受水器组成,故又称"铜漏"或"漏壶"。将水装入铜壶,水滴入受水器,按水面浮标刻度以计时。漏水一百刻为一昼夜。[13]荣卫行阳二十五度,行阴亦二十五度:阳,指白昼。阴,指黑夜。荣,与营通,荣卫即营卫。

【语译】第一问:分布于全身的十二条经脉,在一定的部位上都有搏动的脉,却单单切取寸口,来诊断五脏六腑的病变轻重和预后好坏,这种方法是什么道理呢?

答:寸口是十二经脉的总会合处,属于手太阴肺经的脉动之处。正常的人呼气一次脉气运行三寸,吸气一次脉气运行三寸,一呼一吸作为一息,脉气运行六寸。而人一天一夜总共有一万三千五百息,脉气环绕全身运行五十次,铜漏计时正好一百刻,营卫气血在白天运行全身二十五次,在黑夜也运行全身二十五次。一日一夜运行五十次,称为一周。五十次后又会合于手太阴寸口,可见寸口是五脏六腑气血运转一周的起止点,所以诊脉的方法独取寸口。

【按语】

1. 诊脉独取寸口

脉诊为中医四诊之一,在临床上是非常重要的诊断疾病的方法。而在《难经》之前,诊脉的方法还是百家争鸣的局面,就连《黄帝内经》一书中也提到了多种诊脉的形式,如"三部九候"诊法,人迎、寸口相参合的诊法,寸口诊法等。其中三部九候诊法是其主流,该法又称为遍诊法,是遍诊上、中、下三部有关的动脉,上为头部,中为手部,下为足部,在上、中、下三部又各分为天、地、人三候,每候各有一个相应的诊脉部位,三三合而为九,故称三部九候诊法。它的基本用意是何处脉象有变化,就可以反映相应部位、经络、脏腑发生的病变。

《难经》首先提出独取寸口的方法,这不仅仅是一个方法的简化,更重要的是在诊断思维上有了全新的变化。《内经》"三部九候"诊法还是局部的脉象反映局部(包括所属脏腑经络)的病变,如上部天候诊断两额的动脉,反映的是"头角之气",地候诊断两颊的动脉(面动脉),反映的"口齿之气",人候诊断耳前动脉,反映的是"耳目之气"等。而本难提到的寸口诊法,其基本用意是在寸口这样一个局部的狭小部位,来诊察全身的疾病,即其诊断思维已经转为局部的脉象反映全身的情况。

当然,寸口诊法并不是《难经》的独创,《素问·平人气象论》、《素问·五脏别论》等篇中已经提到,但《内经》并未将之提到应有的地位,而且寸口的名称尚不统一,有寸口、脉口、气口等多种称呼,而真正将这一诊法确定为脉诊的标准诊法是《难经》。《难经》一开篇,就开宗明义地提出了这一诊法,正如滑寿所说:"此越人立问之意,所以独取夫寸口,而后世宗之,为不易之法。著之篇首,乃开卷第一义也"。删繁就简、推陈出新,乃是人类认识客观事物的基本方法,自《难经》以后,后世医家在全面继承、系统整理前世脉学精华基础上,对"独取寸口"理论加以完善,于是寸口诊法逐渐丰富和规范,其他脉诊方法就逐渐消亡了。寸口诊法的确立,在中医诊断学史上,确是一个具有里程碑意义的重大理论发现,为后世脉诊的发展奠定了基础,直到现在它仍然是中医脉诊的标准诊法。虽然西医对脉诊的重视程度不如中医,而且脉诊所了解的内容也完全不同,但是从触诊部位来看,却无一例外地选择了腕部桡动脉。可见

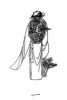

独取寸口的诊法古今中外如出一辙，面对这样的情况，我们不由感叹《难经》作者独具慧眼的卓识。

《难经》独取寸口的诊断思想，不仅引导了中医脉诊的发展方向，而且还直接或间接地影响了其他诊法的形成。如舌诊，对舌苔相对于脏腑的分配，舌尖诊心肺，中央诊脾胃，舌边诊肝胆，舌根诊肾，从局部的变化来了解全身的情况这种诊断思想，与《难经》独取寸口的思想如出一辙。就是直到现在，依然有不少的医生从中得到启示，而发现了一些新的诊断方法。如德国医师 Dr. Reinhold Voll 提出的牙诊法，即用探针棒接触上下齿的牙龈边缘部位，来诊断五脏六腑十二经脉的疾病。日本中医发现的良导络测量法、知热感测定法等。又如我国张颖清医师于1973年发现的生物全息律，又从独取寸口的诊断思想中汲取了丰富的营养。

至于独取寸口的道理，《难经》认为：(1) 寸口是营卫气血循环运行、周而复始的重要的会合处，所以可以独取寸口；(2) 寸口是手太阴肺经可以触及的搏动处，经脉的运行与呼吸有密切的相关性。这是因为肺司呼吸，主一身之气，心主血脉，气行则血行，十二经脉气血的运行，都与肺气有着直接关系。因此五脏六腑有病，气血运行失常，可通过肺经反映于寸口。再看《素问·五脏别论》的解释，认为肺吸五气，以布散于五脏六腑，胃纳五味，以养五脏六腑之气，而气血的变化都会在手太阴肺经的寸口反映出来，所以寸口可以诊断五脏六腑的疾病。综合来看，脉诊是诊经脉之气，而肺主一身之气，寸口又为肺经原穴所在部位，五脏六腑之气都要会合在寸口，所以从寸口经脉之气的变化，来了解五脏六腑的情况，自然是一个理想的诊脉部位。

有人认为独取寸口这一方法的形成，还因为在十二经脉中以寸口脉搏动最为明显，且最容易进行诊断，简易省时。不像三部九候法，左右一共要诊18处，若每处诊断2~3分钟，则需

0.5～1 小时,十分费时;而且各部动脉的搏动状况不一,有的深而隐蔽,有的浅而明显,有的脉粗而大,有的脉细而小,有的端直,有的迂曲,什么情况为正常,什么情况为病变,经文从无详细说明,事实上也不易分别说清楚,诊断起来十分费事;而且在封建社会中,头部被认为是最尊贵的地方,不能任人摩弄,诊察上部三候的动脉必然要搬弄头部,其下部天候的动脉,即足厥阴五里穴,靠近阴部,诊察不便,虽然妇女变通为足背的太冲,但封建礼法男女授受不亲,即使是抚足,同样受到了礼法的限制。这些也可能是独取寸口除理论意义以外的一些原因。

2. 关于"人一日一夜凡一万三千五百息"的问题

本难中"人一日一夜凡一万三千五百息",历来是一个仁者见仁、智者见智的千古疑案。因为正常人 1 分钟呼吸16～20次,若以 18 次计算,则一昼夜大约为 26 000 次,而此处仅为13 500次,相差近一半。难道是古人毫无根据的假想或臆测?

《难经》所提 1 日 1 夜的呼吸次数,也见于《灵枢·五十营》。我们知道,《内经》中论述小儿呼吸 1 次脉搏跳动 7～8次,成人呼吸 1 次脉搏跳动 4 次等数据,都和今天所测数据相符。各方面的考证表明,古人在医学的记载上是十分客观和严肃的,编造医学的观察数据既无必要,也是对人生命的践踏。那么 1 日 1 夜的呼吸次数,究竟是怎样得出的呢?

顺着本难及《灵枢·五十营》的记载,可以得知该呼吸次数的得出,实际是按左右十二经脉,加上阴阳蹻脉、任脉、督脉共28 脉的长度,即16 丈 2 尺(1 620 寸),以及呼吸 1 次脉行 6 寸,1 日 1 夜循环 50 周次,从而推算 1 日 1 夜的呼吸次数为 1 620 ×50÷6＝13 500 次。而这个次数不多不少,正好为今天所测数据的一半。究竟这是什么原因呢?

一说认为此为深呼吸,正常人深呼吸一般 9～10 次/分,则昼夜息数与 13 500 次基本相似。其根据是针灸医生在针刺计算行针留针的呼吸次数时,往往依据深呼吸。一说认为"凡"当为"各",则昼夜分别为 13 500 次,这样古今没有多大差别。当然也有人认为这是臆测之说,不必深究。我们认为,古人把这个问题讲得那么具体,那么确切,绝不是毫无凭据的假说或猜想,"深呼吸"和"昼夜各 13 500 次"两说较为合理。

3. 切脉还是切按经络?

值得注意的是,《难经》中切脉的含义到底是切按血管,还是切按经络? 如文中所言"十二经皆有动脉","寸口者,脉之大会,手太阴之动脉也。"都是切按的从外可以感触到的搏动部位,在《灵枢·经脉》中曾指出:"经脉者常不可见也",因此所切部位非血管莫属。但是《难经》在阐述的同时也明确地指出,这些搏动的部位是属于十二经脉,寸口搏动处属于手太阴肺经,《难经》的切脉显然有切按经络的含义,但是实际所指确实是切按血管,似乎误把血管的活动当成了经络的活动了。

古代"脉"字有多种含义,既有经脉的含义,在很多地方也有动脉、静脉、脉搏的含义,是包括心血管、淋巴、神经与经络等系统在内的。《难经》切脉的本义是指切按经脉的一个从外可以感触到搏动的部位,把动脉作为经脉的组成部分,似乎还没有将动脉与经脉区分开来。仲景学说形成以后,药物疗法渐渐盛行,对经脉的认识逐渐淡化,用动脉代替经脉进行切诊成为一种趋势。现在所言切脉也基本上是指切按血管,已根本不考虑什么经络了。

现在不少学者认为,经络和血管是具有不同的形态和功能的两种组织器官,应将之区分开来加以认识。但是二者之间微妙的生理联系和病理影响,还未能得到深刻的揭示,仍值得进一步探索。

4. 关于"寸口者,五藏六府之所终始……"的探讨

对"寸口者,五藏六府之所终始……"一句,不能理解成寸口是十二经循行的起始点和终止点。因为十二经脉的循行是一经接一经地逐经相传,是一个周而复始、如环无端的传注系

统，不可能找到一个起始点和终止点。虽然有十二经脉之分，但从人整体而言，十二经脉实际上是一条循环全身的经脉。

我们知道血液的循环也是相对封闭的连贯系统，血液的运行取决于心脏的舒缩作用，以心脏为中枢。经脉既然作为一个如环无端的经气循环系统，经气的运行必然有它的始动机制。经气传注的始动机制，《内经》和本难均指明是以手太阴肺经为终始。肺司呼吸，通过宣发、肃降，推动气的升降出入，从而成为经气运行的动力。而寸口是肺经原穴所在部位，所以提出了寸口是五脏六腑经脉的终始。

二 难

【提要】指出寸、关、尺的部位、范围及其阴阳属性。

【原文】二难曰：脉有尺寸，何谓也？

然：尺寸者，脉之大要会也。从关至尺是尺内[1]，阴之所治[2]也。从关至鱼际[3]是寸内，阳之所治也。故分寸为尺，分尺为寸[4]。故阴得尺内一寸，阳得寸内九分，尺寸终始，一寸九分，故曰尺寸也[5]。

【注释】[1]从关至尺是尺内：关，诊脉部位，指双手掌面桡骨茎突内侧的动脉搏动处。前一个尺当指前臂内侧肘部横纹中肱二头肌腱桡侧缘的尺泽穴。后一个尺当是指从桡骨茎突到肘横纹的长度。[2]治：主、主宰、管辖。[3]鱼际：拇指第一掌骨处的掌侧肌肉丰厚隆起，形状像鱼，故称为鱼。它的边缘即掌侧皮肤与掌背皮肤的交界处称为鱼际。另外该处有穴位，即第一掌骨中点、赤白肉际处，也称鱼际。而文中鱼际当是指

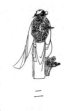

鱼际下缘,即桡侧腕横纹处。[4]分寸为尺,分尺为寸:关的上面分去一寸,则余下的有一尺;关的下面分去一尺,则余下的有一寸。这里的尺寸当是测量自身长度的一种比例,不是一般意义上的尺寸。[5]故阴得尺内一寸,阳得寸内九分,尺寸终始,一寸九分,故曰尺寸也:从腕横纹到肘横纹一共1尺1寸,而分其1尺之中靠近掌的1寸,作为尺的诊断部位,属于阴,称为尺;分其1寸之中靠近掌的9分,作为寸的诊断部位,属阳,称为寸。尺寸终始,是指从寸位和尺位两部诊断部位的起止长度。

【语译】第二问:诊脉部位上有寸和尺的名称,这是什么意思呢?

答:寸和尺,是脉气总的、极其紧要的会合处。从关位到尺泽,是尺以内的部位,属于阴气所主。从关位到鱼际下缘,是寸以内的部位,属于阳气所主。关的上面分去一寸,则余下的有一尺;关的下面分去一尺,则余下的有一寸。判断阴的变化,只切取一尺之中靠近掌的一寸,称为尺;判断阳的变化,只切取一寸之中靠近掌的九分,称为寸。因此尺位和寸位的起止,共为一寸九分。这就是所说的尺寸。

【按语】

1. 寸关尺各部长度探讨

目前中医对寸关尺三部脉的定位,一般采用比较模糊的方式。即以桡骨茎突为标记,其内侧为关,关前(远端)为寸,关后(近端)为尺。触诊时先以中指定关,然后用食指在关前(远端)定寸,用无名指按在关后(近端)定尺,并根据患者手臂长短和医生的手指粗细来决定布指的疏密。它并没有详究各部位的确切范围,这是和中医脉诊只求定性、不求定量的特点相适应的。随着目前脉诊客观化研究的深入,量化的要求就更加迫切,因此有必要对此加以探讨。

(1)寸关尺各部长度的历代认识:寸口脉诊虽然首见于《内经》,其中明确提出了尺脉和寸脉,而对关脉却语焉不详,同时也没有提出寸关尺三部的诊断部位。

诊脉独取寸口为《难经》所倡导，明确提出寸口脉分为寸、关、尺三部，并确定了三部的切按范围，初步规定"从关至尺是尺内，阴之所治也。从关至鱼际是寸内，阳之所治也。故分寸为尺，分尺为寸。故阴得尺内一寸，阳得寸内九分，尺寸终始一寸九分，故曰尺寸也。"即关部至肘横纹（尺泽）为1尺，1尺之中靠近掌的1寸，作为尺的诊断部位；从关部至鱼际为寸部，1寸之中靠近掌的9分，作为寸的诊断部位。本难虽已指出关前一寸内的九分为寸部，关后一尺内的一寸为尺部，但是对关部的范围，却未提及，仅可从上推测寸尺之间的1分，即是关部。而关部似乎仅仅是尺寸之间的分界线而已。《难经》的这种分法，寸关尺实际上是占了2寸，即三部比例为9:1:10。

对三指诊脉的方法而言，关脉1分则似乎显得过于狭窄。普通人前臂肘横纹至腕横纹长20～23厘米，若以22厘米分成11寸，则每寸2厘米，那么每分即为0.2厘米，而一般人的中指宽度多超过1厘米，以中指定关，而只触诊那狭窄的0.2厘米，显然是不可能的。因此有人认为《难经》时代扁鹊是用两指诊脉。

正因为如此，后世医家根据自己的临床实践，以及对经文的不同理解，修订和补充了三部切脉法。如唐代杨玄操在《难经》注中说："寸关尺之位，诸家所撰，多不能同，故备而论之，以显其正。按皇甫士安（即皇甫谧）脉诀：'以掌后三指为三部，一指之下为六分，三部凡一寸八分'。华佗脉诀云：'寸尺位各八分，关位三分，合一寸九分'。王叔和脉诀：'三部之位，辄相距一寸，合为三寸。'"

唐代孙思邈在《备急千金要方·平脉大法》中认为"凡人修短不同，其形各异，有尺寸分三关之法，从肘腕中横文（文通"纹"，笔者注，后同）至掌鱼际后文，却而十分之而入取九分，是为尺。从鱼际后文却还度取十分之一，则是寸。寸十分之而入取九分之中，则寸口也，此处其骨自高。故云阴得尺内一寸，阳得寸内九分。从寸口入却行六分为关分,从关分又入行六分为尺分。"这一段文字首先是把肘腕之间,分为寸和尺,即把肘横纹到腕横纹的长度定为1尺,并分作10寸,其中9寸为尺,1寸为寸。然后又将诊脉部位具体分寸口、关分和尺分,但对寸口长度及与关分的分界说得不甚清楚,但据三部总长度1寸9分,可以推测为靠近腕部截去1分不用,依次按7分、6分、6分分作寸关尺三部。

可见历代医家对寸关尺三部长度的见解是有分歧的,如上所述皇甫谧认为寸口总长为1寸8分,三部比例为6:6:6;华佗认为寸口总长为1寸9分,三部比例为8:3:8;王叔和认为寸口总长为3寸,三部比例为10:10:10;孙思邈认为寸口总长为1寸9分,三部比例为7:6:6。杨玄操又以王叔和脉诀之说为正,而晚于杨玄操的王冰,在注《黄帝内经素问》引用《三世脉法》一书时,也主张寸关尺各得一寸,"三世脉法,皆以三寸为寸关尺之分,故中外高下,气绪平均,则气口之脉而成寸也。"自杨玄操、王冰等人提出这种见解后,得到了后世医家的赞同,"脉取3寸,三部各为1寸"基本成为共识。

(2)关于寸关尺三部的总长度:寸口脉在解剖学上是怎么形成的呢? 通过考察桡动脉,可以知道它在肘窝起自肱动脉,与桡骨平行下降,先在肱桡肌深面走行,继而在肱桡肌腱与桡侧腕屈肌腱之间下行,桡动脉下段只由皮肤及筋膜所覆盖,此处可以触到桡动脉搏动。桡动脉过桡骨茎突远侧后转到手背侧,进入手掌深面,其主干分出3支进入手掌深部,在腕掌侧分出一小支分布于鱼际肌表面。可见桡动脉上中段大部分位置深,在体表触摸不到搏动;抵达腕部后,只有桡动脉下端一小段位置表浅,搏动比较明显。由此可见,三部长度的确定,古人除依据经典提法外,还主要来源于诊脉实践,即依据人腕部桡动脉比较浅露肤表的一段长度来确定的。

三部诊脉的总范围,是腕部表浅桡动脉的全部,还是一部分？该长度应为前臂长度的什么比例比较合理？历史上对此也是众说纷纭，莫衷一是，如《难经》指出为 2 寸，后世医家多认为是 3 寸。寸口诊脉其本意是用寸口脉来反映整个人体的疾病，按照生命全息原理的观点，生物体的任何相对独立的部分，在组成的模式上与整体相同，是整体成比例的缩小。因此寸口在前臂肘腕间距离中的长度比例也应与前臂肘腕间距离在身长中的比例相一致，这才是最合理的。按照《灵枢·骨度》所述的标准人，身高按 7 尺 5 寸算，前臂肘至腕长 1 尺 2 寸半，可以算出符合要求的寸口长度为 2.08 寸，约为 2 寸，正与《难经》所提出的寸口长度吻合。

（3）寸关尺三部各部长度的确定原则：寸关尺各部的长度，无论是《难经》，还是《脉经》，以及其他医学著作，都没有指出是根据什么来加以确定的。那么究竟应该根据什么原则来划分这 1.8 至 3 寸的三部长度才比较合理呢？寸口分为三部，其本意是用寸部类比自然界的天，诊察胸以上至头的疾病；关部类比自然界居于天地之中的人，诊察膈以下至脐的疾病；尺部类比自然界的地，诊断脐以下至足的疾病（《难经》18 难），那么三部长度应与人体以膈、脐分成三段的比例相适应，这才是符合脉学基本理论的原则。

按照《灵枢·骨度》所述的标准人，身高按 7 尺 5 寸算，其中膈脐之间长 8 寸，脐以下至足的距离为 44 寸（脐中至耻骨联合上缘长 6.5 寸，耻骨联合上缘至股骨内髁上缘 18 寸，股骨内髁上缘到胫骨内髁下缘长 3.5 寸，胫骨内髁下缘到内踝长 13 寸，内踝到地 3 寸），则膈（胸）以上至头的距离为 23 寸。那么天地人三部的比例为 23:8:44。因此寸关尺三部的比例也应与此相应，仍以《难经》所提出的三部 2 寸（20 分）计算，则寸部为 6.13 分，关部为 2.13 分，尺部为 11.73 分，即三部长度约为 6 分、2 分、12 分。由此看出《难经》的 9 分、1 分、10 分的分法最接近上述比例。因此《难经》的分法还是比较科学的，只是在手

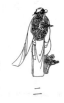

指触诊时代这种分法难以在实践中得到精确体现,而现在的脉象仪等仪器均能得到实现,故重新探讨三部长度对于脉诊的科学性有着重要的意义。

2. 阴阳分主尺寸

本难在提出三部脉的概念的同时,并没有过多地论述它的临床意义,却仅仅指出了尺寸部位属阴属阳的特性。这无非是要强调,中医师在临床辨证中,首先要分清阴阳,才能抓住疾病的本质,做到提纲挈领、执简驭繁。因为阴阳是中医对各种病情从整体上作出的最基本的概括,是证候分类的总纲,是辨证最基本的结论。正如《景岳全书·传忠录》所说"凡诊病施治,必须先审阴阳,乃为医道之纲领,阴阳无谬,治焉有差? 医道虽繁,而可以一言蔽之者,曰阴阳而已。故证有阴阳,脉有阴阳,药有阴阳……设能明彻阴阳,则医理虽玄,思过半矣。"

这一点非常重要,因为在临床上脉象千变万化,如《内经》记载的脉象,有人统计除大量的未经简化的脉象形容词以外,有比较固定的特有名称的脉象就有 39 种;《难经》除引用《内经》中 26 种脉象外,还增添了 8 种脉象,即有 34 种脉象;后世逐渐规范为 28 种脉象,如果要完全加以掌握并灵活运用,这将是一个长期的过程,需要认真地体察和训练,不是可以一蹴而就的,就是熟练地掌握了,在诊断的过程中也还可能受到一些因素的影响,引起结果的偏差。因此,对脉象整体的把握就显得尤其重要,不要一叶障目,不见泰山。在纷纭众多的脉象中,如果出现了"在心易了,指下难明"的情况,首先把握属阴属阳的特性则相对显得容易,这样就可以减少脉象误诊的可能。正如《医理真传》中所说:"脉之一途,千变万化,总在这阴阳二字上求之……"

本难所述阳主寸部,阴主尺部,阴阳除可以按一般意义理解外,还有部位的含义。根据 18 难所述:"上部法天,主胸以上至头之有疾也;……下部法地,主齐以下至足之有疾也。"

上部属阳,类比自然界的天,可以诊察人体胸以上至头的疾病;下部属阴,类比自然界的地,可以诊察人体下部脐以下到足的疾病。

三 难

【提要】本难论述了尺寸的正常脉象以及太过、不及、覆脉、溢脉等病态脉象。

【原文】三难曰:脉有太过,有不及,有阴阳相乘[1],有覆有溢[2],有关有格[3],何谓也?

然:关之前者,阳之动,脉当见[4]九分而浮。过者,法[5]曰太过;减者,法曰不及。遂上鱼[6]为溢,为外关内格[7],此阴乘之脉也。关以后者,阴之动也,脉当见一寸而沉。过者,法曰太过;减者,法曰不及。遂入尺为覆,为内关外格[8],此阳乘之脉也。故曰覆溢,是其真藏之脉[9],人不病而死也。

【注释】[1]阴阳相乘:乘,凌、侮、乘袭、侵犯的意思。指阴阳在属阴属阳的部位上相互侵犯。[2]有覆有溢:覆,覆盖,有从上向下覆盖的含义,此指尺部脉超过 1 寸覆于尺部。溢,满溢,有从内向外满出的含义,此指寸部脉超过 9 分满出于鱼际。[3]有关有格:关,关闭;格,格拒。关格脉象的出现是由于人体阴阳之气不相协调所致。[4]见:通"现",出现。[5]法:诊脉的准则。[6]鱼:拇指第一掌骨处的掌侧肌肉丰厚隆起,故形象地称为鱼。[7]外关内格:外关,是指阳气闭阻于外部而不能下行。内格,是指阴气从内部外张以格拒阳气。[8]内关外格:

内关，指阴气闭阻于内部而不能上行。外格，是指阳气从外部向内以格拒阴气。[9]真藏之脉：是指出现了阴阳之气不相协调的覆溢一类的脉象。与《素问》的"真藏脉"含义有所不同，后者是指在脉形上缺乏和缓之态，即无胃气。

【语译】第三问：脉的搏动，有的太过，有的不及，有的在属阴属阳的部位上相互侵犯，有的覆盖，有的满溢，有的闭阻，有的格拒，这是怎么回事呢？

答：关部以前，是阳脉搏动的地方，脉象应该长九分，并且居于浮浅的位置。超过九分的，则叫做太过；不足九分的，则叫做不及。直向上冲达到鱼际的，称做溢脉，这是阳气闭阻于外，阴气自奋而向上、向外格拒所致，也就是阴胜侵犯阳位的脉象。关部以后，是阴脉搏动的地方，脉象应该长一寸，并且居于较深的位置。超过一寸的，则叫做太过；不足一寸的，则叫做不及。向下超过尺部的脉，称做覆脉，这是阴气闭阻于内，阳气从外部向内、向下格拒所致，也就是阳气偏胜而侵犯阴位的脉象。因此，覆溢的脉象，都是阴阳之气不相协调的真藏脉，即使没有明显的症状，也往往会死亡。

【按语】

1. 覆溢脉的脉象形态探讨

本难所论述的尺寸病理脉象，是从不同的角度来加以描述的，基本的只有两种，即太过和不及。这两种脉象的判断是根据脉象的长度与本位长度的关系来确定的，如寸部脉超过本位9分，则为太过，不足9分为不及；尺部脉超过1寸为太过，不足1寸为不及。此为尺寸部普通的病理脉象。

至于寸部太过的脉，直达到鱼际的，因为由下（近端）向上（远端），如水满溢，所以把它称做溢脉；尺部太过的脉，由于远端为关、寸，只有通过近端超过尺部1寸来判断，如同从上向下覆盖，故称为覆脉，覆溢之脉是尺寸部的死脉，是通过具体形态来加以描述的。而阴乘阳、外关内格，又是从病机的角度来描述溢脉；同理阳乘阴、内关外格，是从病机的角度来描述覆脉。可见，覆溢脉是比太过、不及更为严重的病理脉象。

那么，更具体地说覆溢脉的脉形应是什么样的呢？溢脉由于阴盛于内，乘于阳位（即寸部），而使寸"九分而浮"的脉上于鱼际，即溢脉的脉象应为尺寸部均为沉脉，而寸口之外的鱼际上却出现了浮脉，即溢脉的特点为"尺寸俱沉，鱼际现浮"。覆脉由于阳盛于外，而内乘于阴位（即尺部），使尺部"一寸而沉"的脉下移于尺部以外（向近端迁移），即覆脉的脉象应为尺寸部均为浮脉，而尺部以外（近端）本来触摸不到或有极微弱脉动的地方，出现了明显的沉脉，即覆脉的特点为"尺寸俱浮，尺外现沉"。

2. 覆溢脉的病机探讨

正常情况下，人体的阴和阳通过相互制约、相互依存、相互转化，在不断的消长运动中达到平衡，使人体处于一种健康的状态。如果某些强烈的致病因素作用于人体，引起阴和阳中一方偏盛至极，而另一方由于运动变化出现障碍，而产生郁遏，双方盛衰悬殊，盛者盘踞于内，迫使阴阳之间不相维系，就会导致以覆溢脉为表现的疾病产生，故覆溢脉体现了人体阴阳运动变化严重障碍的病理特点。

具体地说，溢脉反映的病理本质包括两个方面：①阳气闭郁；②阴气盛极。阴盛阳郁导致人体气机出入严重障碍，体内阴气不能随阳气出入运动、布散流行，蓄积盘踞于内，格拒阳气于外，使阳气内与阴和的道路阻断，矛盾更加尖锐，这就是外关内格，其病机与今天所说的阴盛格阳的情况是相似的。覆脉反映的病理本质也包括两个方面：①阴气闭郁；②阳气盛极。由于阴郁阳盛，人体气机升降出入严重障碍，体内阳气不能与阴气交感，来完成升降出入运动、布散流行，导致阳气蓄积极盛于外，格拒阴气于内，使阴气外与阳合的道路阻断，即导致内关外格,其病机与今天所说的阳盛格阴的情况是相似的。总的说来,覆溢之脉反映的是孤阴独阳、上下相离的病机。

3.覆溢脉的临床意义

覆溢脉的临床意义,《难经》认为是代表了严重的疾病状态,是"真藏之脉",人即使没有什么症状,也往往会死亡。这和临床实际是相符合的。溢脉由于阴极盛而格阳于上或外,临床上病人还可以伴随有上热下寒或假热的征象,但实际是真寒证。覆脉由于阳极盛而格阴于下或内,临床上病人还可以伴随有上热下寒或热盛阴涸的征象。覆溢脉是一种向阴阳离决方向发展的危证,临床上应结合其他临床表现,及早作出诊断和抢救。

4.覆溢脉与长脉的关系

长脉是指脉动应指的范围超过寸、关、尺三部,脉体较长。由于在形态上与覆溢脉有相似之处,容易发生混淆,故此处加以讨论。

首先,从形态上看,长脉除脉位超过三部外,它还有脉体首尾相称,来去端直如同循按长竿,而且脉动时脉体有直上直下的特点。长脉实际上是本难所述的寸脉太过与尺脉太过的复合脉象。一般来说,长脉不浮不沉,居于中位,超过三部的程度没有溢脉或覆脉严重。溢脉或覆脉上溢鱼际或下覆尺部的程度是很明显的,溢脉尺寸部均居于沉位,浮中位难以触及,覆脉尺寸部居于浮位,尺外平时不能触及脉象的地方,此时却能诊到明显的沉脉。

其次,二者临床意义也是不同的。长脉主阳证、实证、热证,是邪气盛实、正气不衰、邪正搏击的表现。长脉也见于正常人,是气血旺盛、精气盛满、脉气盈余的表现。覆溢脉则不同,是阴阳之气不相协调的危重脉象。

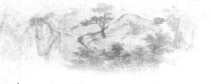

四难

【提要】论述了脉象属阴属阳的判断方法,五脏脉象的特点,并指出了浮、沉、长、短、滑、涩六种脉象的阴阳属性和可能相兼出现的情况。

【原文】四难曰:脉有阴阳之法,何谓也?

然:呼出心与肺,吸入肾与肝,呼吸之间,脾受谷味也,其脉在中[1]。浮者阳也,沉者阴也[2],故曰阴阳也。

心肺俱浮,何以别之?

然:浮而大散者,心也;浮而短涩者,肺也。

肾肝俱沉,何以别之?

然:牢[3]而长者,肝也;按之濡[4],举指来实者,肾也。脾者中州,故其脉在中。是阴阳之法也。

脉有一阴一阳,一阴二阳,一阴三阳;有一阳一阴,一阳二阴,一阳三阴。如此之言,寸口有六脉俱动邪?

然:此言者,非有六脉俱动也,谓浮、沉、长、短、滑、涩[5]也。浮者阳也,滑者阳也,长者阳也;沉者阴也,短者阴也,涩者阴也。所谓一阴一阳者,谓脉来沉而滑也;一阴二阳者,谓脉来沉滑而长也;一阴三阳者,谓脉来浮滑而长,时一沉也。所言一阳一阴者,谓脉来浮而涩也;一阳二阴者,谓脉来长而沉涩也;一阳三阴者,谓脉来沉涩而短,时一浮也。各以其经所在名病逆顺[6]也。

【注释】[1]呼吸之间,脾受谷味也,其脉在中:《难经校注》认为"谷味"当为"谷气"。心肺居上属阳,则脉浮;肝肾居下属阴,则脉沉;脾居中焦,则脉在浮沉之间,所以说"其脉在中"。心肺主呼气,肝肾主吸气,所以有"呼吸之间"的说法,呼、吸分别为心肺、肝肾的代称。[2]浮者阳也,沉者阴也:浮,指脉搏的位置表浅,如水上漂浮的树木一样。沉,指脉搏的位置较深,如同投入水中的石头一样。[3]牢:坚、固的意思。[4]濡:软、弱的意思。[5]长、短、滑、涩:长短,是指脉形的长度,超过本位为长,不足本位为短。滑涩,是指脉形的流利度,流利者为滑,如同荷叶上露珠从指下一滑而过;不流利者为涩,如用刀轻轻刮竹所产生的滞涩感。[6]逆顺:是概括多方面相反现象的一对词语。一般病变轻、预后好、脉象正常等称为顺;相反,病变重、预后差、脉象反常等称为逆。如心脉宜浮,肾脉宜沉,则为顺,如果心脉反沉,肾脉反浮,则为逆。

【语译】第四问:脉象有区别阴阳的方法,这是怎么回事呢?

答:呼出属阳,与心肺相应,吸入属阴,与肝肾相关。在呼气和吸气之间,脾脏接受水谷精气,它的脉象也就在其中间了。位置浅浮的属阳,位置深沉的属阴,所以说,脉象有阴阳的区别。

心与肺的脉象都是浮脉,从什么地方加以区别呢?

答:位置表浅,脉形大而不集中的,是心脉;位置表浅,脉形短而不流利的是肺脉。

肾与肝的脉象都是沉脉,从什么地方加以区别呢?

答:位置深,但脉搏有力,端直而长者是肝脉;位置深,但按之柔软,轻轻抬起手指依然脉形饱满有力的,是肾脉。脾脏居于中焦,所以它的脉象不浮不沉,居于中间位置。掌握这几点就可以区别脉象的阴阳。

脉象有一阴一阳、一阴二阳、一阴三阳;又有一阳一阴、一阳二阴、一阳三阴。照这样说来,难道寸口有六种脉象一起搏动吗?

答:这样说,并不是说有六种脉象一起搏动,而是说有浮、沉、长、短、滑、涩六种脉象。浮、长、滑属于阳,沉、短、涩属于

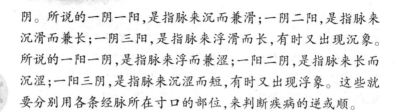

阴。所说的一阴一阳,是指脉来沉而兼滑;一阴二阳,是指脉来沉滑而兼长;一阴三阳,是指脉来浮滑而长,有时又出现沉象。所说的一阳一阴,是指脉来浮而兼涩;一阳二阴,是指脉来长而沉涩;一阳三阴,是指脉来沉涩而短,有时又出现浮象。这些就要分别用各条经脉所在寸口的部位,来判断疾病的逆或顺。

【按语】

1. 脉象与阴阳、五脏的关系

本难主要从脉的浮中沉来反映脉象与阴阳、五脏的内在联系。心肺居于上部,主浮为阳,肝肾居于下部,主沉为阴,脾则居中,将阴阳、五脏与脉象相结合,深化了脉象的临床意义;同时又提出了浮沉、长短、滑涩的阴阳属性以及相兼出现时的阴阳属性,丰富了寸口脉诊的内容。在二难中提出了以尺寸分阴阳,结合本难,说明通过脉象判断阴阳的方法并不只一种,可以通过多种途径来区分。启示读者以此为例,推而至于大小、迟数、虚实等阴阳脉象。同一部位不同浅深层次的脉象变化与内在脏腑生理病理的微妙联系,在长期临床实践中已得到反复证实,但其所以然之理,至今尚未从现代科学角度得到深刻揭示,仍是一个富于科学趣味和科学价值的研究课题。

2. 关于浮沉、长短、滑涩脉

这六种脉象《难经》把它提出,但并未对其具体情况进行论述,以下结合后世医学及现代的认识,对这六种脉象逐一加以介绍。

1)脉位的深浅——浮脉、沉脉

(1)浮脉

诊断要点　浮脉诊断时应把握两点:一是脉居浅位,在浅、中、深三个部位中以浅位脉搏应指最为明显。二是中、沉位应指力量减弱,但并不出现落空感。歌诀:"浮在皮毛,如水漂木,举之有余,按之不足"。

脉象机理　外感发热或热性病初起时,人体表浅血管由于调节体温散热而扩张,表浅血管中的桡动脉舒张,外周阻力减小,血流速度加快,冲击血管壁,使桡动脉管壁及壁外组织张力增高,所以轻触即可感到搏动;同时由于每搏心输出量减少,血管充盈不足,故重按脉搏指感明显不足。

临床意义　浮脉主表证,可见于多种疾病,如感冒、流感、肺炎、急性支气管炎,以及某些传染病的发病初期、急性肾炎的水肿期等。临床也可见到生理性的浮脉,如体质较瘦的正常人。歌诀:"浮脉为阳,其病在表"。

(2)沉脉

诊断要点　沉脉诊断时应把握两点:一是脉居深位,在浅、中、深三个部位中以深位脉搏应指最为明显。二是浅、中位应指力量较弱,但依然可以触到,并未消失。歌诀:"沉行筋骨,如水投石;按之有余,举之不足"。

脉象机理　①血管与皮肤之间距离增加:如肥胖、高度浮肿等可引起沉脉;②血管充盈减少:如低血压可引起脉位偏沉;③外周动脉收缩:如寒冷的气候、高肾素性高血压、尿毒症等可见沉脉。

临床意义　沉脉为里证的主脉。由于肥胖或气候寒冷等所致沉脉,为生理现象。歌诀:"沉脉为阴,其病在里"。

2)脉体的长短——长脉、短脉

(1)长脉

诊断要点　长脉诊断时应把握两点:①脉体较长,超过寸关尺三部;②脉形首尾比较直,中间波幅小。歌诀:"长脉迢迢,首尾俱端;直上直下,如循长竿"。

脉象机理　传统认为多由邪气盛实、正气不衰、邪正搏击所致。可见于热性疾病或各种因素导致心脏收缩功能增强,由于每搏输出量增加,脉搏波幅长而缓,从而形成长脉。

临床意义　主阳证、实证、热证。歌诀:"长主有余,气逆火盛"。长而柔和,为健康的征象,是一种生理脉象。

（2）短脉

诊断要点　短脉诊断时应把握两点:①脉体较短,不足寸关尺三部;②脉形首尾脉幅低,中间高。歌诀:"短脉涩小,首尾俱俯;中间突起,不能满部"。

脉象机理　①有效循环血量减少,引起血流滞涩,脉搏起落减慢,致脉来去徐缓,脉搏不及三部。如失液过多、出汗致血液浓缩等。②桡动脉分布异常。

临床意义　短脉主气病,短而有力为气郁,短而无力为气虚,但以虚证为多。歌诀:"短主不及,为气虚证"。有人认为短脉主要见于西医学的风湿性主动脉瓣狭窄等疾病。

3）脉象的流利度——滑脉、涩脉

（1）滑脉

诊断要点　滑脉诊断时应把握两点:①脉形圆滑而流畅;②脉率一般属正常偏快。歌诀:"滑脉替替,往来流利;荷露之形,盘珠之义"。

脉象机理　①动脉弹性较好,动脉顺应性增高;②血液黏度降低,血流速度加快;③心输出量较大等。上述因素使动脉舒缩迅速,脉搏起落速度较快而形成滑脉。

临床意义　滑脉主痰饮、食滞、实热等证。可见于外感发热、系统性红斑狼疮活动期、急慢性胃肠炎、恶性肿瘤、贫血等疾病。歌诀:"滑脉为阳,多主痰液"。

（2）涩脉

诊断要点　涩脉诊断时应把握两点:①脉形细短而流势艰涩;②脉率一般属正常偏慢。歌诀:"涩脉蹇滞,如刀刮竹;迟细而短,三象俱足"

脉象机理　①动脉顺应性降低,外周阻力增高;②血容量减少,血液黏度增高,流速减慢;③心肌收缩力减弱,心输出量降低。上述因素致脉搏起伏徐缓而形成涩脉。

临床意义　涩脉主伤精、血少，也主痰食内停、气滞血瘀等证。可见于各种心血管疾病，如冠心病、心肌病、动脉硬化、大动脉炎等，也见于胃肠炎严重吐泻而有脱水征象者、真性红细胞增多症等。歌诀："涩为血少，亦主精伤"。

五　难

【提要】论述了切脉轻重的五个层次与五脏的配属关系。

【原文】五难曰：脉有轻重[1]，何谓也？

然：初持脉[2]，如三菽[3]之重，与皮毛相得者，肺部也。如六菽之重，与血脉相得者，心部也。如九菽之重，与肌肉相得者，脾部也。如十二菽之重，与筋平者，肝部也。按之至骨，举指来疾者，肾也[4]。故曰轻重也。

【注释】[1]脉有轻重：指切脉时用力的轻重。[2]持脉：持，握的意思。持脉即握脉，引申为按脉、切脉、把脉。[3]菽：豆的总称，也指大豆。古代还把它作为计量重量的单位，一般16黍作为1豆，6豆作为1铢。[4]举指来疾者，肾也：《难经校注》认为当为"举指来实者，肾部也"。

【语译】第五问：诊脉的指法有轻重的不同，这是怎么回事呢？

答：开始把脉，所用力量如三粒大豆重，与皮毛的深浅相当时，指下所感到的，就是肺部的脉象。所用力量如六粒大豆重，与血脉的深浅相当时，指下所感到的，就是心部的脉象。所用力量如九粒大豆重，与肌肉的深浅相当时，指下所感到的，就是脾部的脉象。所用力量如十二粒大豆重，与筋膜的深浅相平时，指下所感到的，就是肝部的脉象。如按之触到骨，稍微上抬手指，所感到的饱满有力的脉象，就是肾部的脉象。所以说，诊脉的指法有轻重的不同。

【按语】本难提出诊脉轻重的五个层次，经过历代医家的体会和实践，逐渐演变为今天的浮、中、沉三个轻中重力度不同、浅中深层次有别的切脉法。

可以看到，在《难经》时代，对切脉力量的轻重，已作了比较精确的描述，但是在实际运用时，却难以在指下体现这种精确的力量。有人提出用天平，一端放大豆，另一端用手按来练习体会这种轻重的感觉，虽不失为一种好方法，但切脉使用一定的力度，是为了触压到皮毛、血脉、肌肉、筋、骨这样 5 个层次，这才是要达到的目标，在临床应用时，诊脉的力量因不同的人实际上有所差异，如胖人与瘦人，同样按至筋骨，所用的指力肯定不同。因此这种精确的方法，既难以在实践中施展，也难以在实践中应用。故后世医家对这种精确的度量逐渐弃而不谈，而代之以比较模糊但易于在指下把握的度量，即浮中沉三法，正如时逸人在《中国诊断学》中说："越人另创每部五候，强以五脏分属之，以近代学理研究之，颇觉不妥。盖初按皮肤下动脉跳动，属血管上层应微；中按为血液流动之形状；重按系血管下层之跳动，与血液并成一处，能否应指，可测血液之盛衰，及血管壁之扩与收缩。浮中沉三候，已足以尽其妙用，越人乃以五脏附会之，未免多此一举。"

尽管如此，秦越人能在当时提出用大豆来度量诊脉的力量，努力使其规范化和量化，却是非常可贵的。可惜他的论述在此后两千多年中并未引起重视。直到今天，中医诊断的客观化需要更进一步的精确，脉诊力量的量化又再次提了出来，如有人将切脉力度分为浮、偏浮、中、偏沉、沉 5 级，并以克（g）为单位，凡最佳取法压力 <75g 者为浮，75～90g 者为偏浮，90～130g 者为中，130～175g 者偏沉，>175g 者为沉。历史往往有惊人的相似，但绝不相同，古人这种对切脉力度的量化追求，正在今天的中医诊法研究中引起新的重视，以现代科技手段来实现这一良好愿望，相信已为期不远。

六 难

【提要】本难论述了以浮、沉位所得脉象的大小、虚实来判断阴阳的虚实。

【原文】六难曰：脉有阴盛阳虚，阳盛阴虚[1]，何谓也？

然：浮之损小，沉之实大[2]，故曰阴盛阳虚。沉之损小，浮之实大，故曰阳盛阴虚。是阴阳虚实意也。

【注释】[1]阴盛阳虚，阳盛阴虚：此处阴阳是对脉搏位置深浅属性的概括，浅者属阳，深者属阴。盛虚是对脉搏有力无力属性的概括，盛者有力，虚者无力。[2]浮之损小，沉之实大：浮、沉，这里用作动词，意为轻按脉搏、重按脉搏。损小，指脉来细软而无力。实大，指脉形饱满且脉来有力。

【语译】第六问：脉象有偏于阴盛阳虚，有偏于阳盛阴虚，这是怎么回事呢？

答：轻按脉搏，脉象在浮位濡软而细小，重按脉搏，脉象在沉位饱满而洪大,所以称为阴盛阳虚。相反,重按脉搏,脉象在沉位濡软而细小,轻按脉搏,脉象在浮位饱满而洪大,则称为阳盛阴虚。这就是所说的阴阳虚实的意思。

【按语】阴阳学说是中医学理论的基石和核心,中医学对人生理病理的认识,都是从阴阳展开的。大而言之,生理上人体是阴阳的聚合体,阴平阳秘便是健康的征象,病理上疾病的产生则是阴阳失调所致。清代医家郑寿全甚至认为:"人身一团血肉之躯,阴也,全赖一团真气运于其中而立命……"因此,临床上准确把握阴阳盛衰的关系至为重要。本难提出从脉象来判断阴阳的盛衰,正是基于这一思想。那么,究竟应该怎样加以判断呢?

本难所述包括两个要点:一是从脉象的浮沉位来分辨阴阳;二是从脉力的强弱来判断虚实。文字叙述不多,却非常明确地提出了判断的方法,脉象的浮、沉、强、弱在临床上还是比较容易判断的,但由于脉象可能出现与真实病机不相一致的情况,因此最后作出阴阳虚实结论还应该结合其他临床资料。

本难对脉象临床意义提纲挈领的概括方法,成为经典的范例,对后世产生了较大的影响。例如,后世医家逐渐将虚实二脉提到了纲领脉的高度,并加以类推,如:①可以判断五脏虚实。如右寸损小,主肺虚;右寸实大,主肺实。右关损小,主脾虚;右关实大,主脾实等。②可以判断表里虚实。如浮而有力,主表实;浮而无力,主表虚。沉而无力,主里虚;沉而有力,主里实。③可以判断寒热的虚实。迟而有力,主寒积证;迟而无力,主虚寒证。数而有力,主实热证;数而无力,主虚热证等。

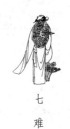

七 难

【提要】本难论述了三阴三阳分别在 1 年的 6 个时段中,经气旺盛的时间起止和长短,以及表现的相应脉象。

【原文】七难曰:经言少阳[1]之至,乍[2]小乍大,乍短乍长;阳明之至,浮大而短;太阳之至,洪[3]大而长;太阴之至,紧大而长;少阴之至,紧细而微;厥阴之至,沉短而敦[4]。此六者,是平脉[5]邪[6]? 将[7]病脉邪?

然:皆王脉[8]也。

其气以何月,各王几日?

然:冬至[9]之后,得甲子[10]少阳王,复得甲子阳明王,复得甲子太阳王,复得甲子太阴王,复得甲子少阴王,复得甲子厥阴王。王各六十日,六六三百六十日,以成一岁。此三阳三阴之王时日大要也。

【注释】[1]少阳:经脉名称。少阳与阳明、太阳合称三阳,与此相对,则太阴、少阴、厥阴合称三阴。[2]乍:忽然的意思。[3]洪:是脉象的一种,其脉幅大而有力,满于指下,来时盛大,去时较弱,如同洪水波浪涌起一样,所以称为"洪"。在《内经》中洪脉如果表现在季节上则称为"钩"。[4]敦:厚的意思。这里是形容脉形大。[5]平脉:平,普通、平常的意思。平脉指正常的脉。[6]邪:同"耶",句末语气词,表示疑问,相当于"呢"或"吗"。[7]将:连接词,这里可译成"还是"。[8]王脉:王通旺,旺盛的意思。1 年分为 6 个时段,人体为适应季节的正常变化,六经经气轮流在相应时段旺盛,而表现出的脉象称为旺脉。[9]冬至:24 节气之一，一般在阴历 11 月，即阳历 12 月 22 日或 23 日。一般说冬至阳气开始升发，就是从这一天开始，白昼逐渐变长，黑夜逐渐变短。[10]甲子：古人用天干地支来纪年月日时，天干 10 个，地支 12 个，以 10 天干依次分配 12 地支，如甲子、乙丑、丙寅、丁卯等，可得 60 个干支。甲是天干之首，子是十二支之首，故甲子是干支的开始。

【语译】 第七问：医经上说，少阳脉来的形态，是忽大忽小，忽短忽长；阳明脉来，是浮大而兼有短象；太阳脉来，是洪大而兼有长形；太阴脉来，是紧大而脉形偏长；少阴脉来，是紧细而微弱；厥阴脉来，是沉短而脉形偏大。这六种脉象，是正常脉，还是生病时的脉象？

答：这些都是三阴三阳在相应的时令季节处于旺盛状态的脉象。

问：三阴三阳和时令季节的相应，是在哪几个月，各旺多少天呢？

答：从冬至以后第一个甲子日开始，循环一周六十天，是少阳当旺的时期；接下去第二个甲子日开始的六十天，是阳明当旺的时期；第三个甲子日开始的六十天，是太阳当旺的时期；第四个甲子日开始的六十天，是太阴当旺的时期；第五个甲子日开始的六十天，是少阴当旺的时期；第六个甲子日开始的六十天，是厥阴当旺的时期。每一当旺的时期，各为六十天，则六六三百六十天，就成为一年。这就是三阴三阳在一年中当旺时日的大概情况。

【按语】

1. 关于六季

一年四季，这是一般的常识。但是中医学中，对季节的认识，除了一年分为四季外，还有一年六季的分法。即一年 365 日，每季 60 日，约 2 个月。

在我国历史上，平分一年为春、夏、秋、冬四季的方案，很早

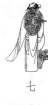

就产生了,然而现代气象学家发现这个传统方案所反映的春温、夏热、秋凉、冬寒四时气候变化,和黄河中下游地区常年实际气候状况并不完全符合。其实,这一现象远在《黄帝内经》时代便已为人们所发现,并试图加以纠正,如《素问·六节藏象论》中就记载着平分一年为六季的方案。这种历法可能导源于《周易大传·干封》所说的"六位成时,时乘六龙以御天"的六位时。

本难最后一段实际是按六季的顺序来叙述的,从中可以看出六季的划分方法,即按照冬至之后 6 个甲子周期来划分的,每个甲子周期 60 日,故六季一年 360 日。一年的六季,从大自然气候的规律来看,分别表现为风、温、暑、湿、燥、寒六种气候,称为"六气"。冬至后的第一个周甲子,正当一、二月间,大地复苏,寒温交替,空气流动大,刮风多,是风气当令的季节,可称为风季;第二个周甲子,正当三、四月间,自然界气温进一步上升,气候温暖,是热气当令的季节,可称为温季;第三个周甲子,正当五、六月间,暑热之气郁蒸,是一年中气温最高的时期,为暑气当令的季节,可称为暑季;夏至节后的第四个周甲子,正当七、八月间,天之热气下降,地面湿气上腾,空气中湿度增高,是湿气当令的季节,可称为湿季;第五个周甲子,正当九、十月间,降雨量少,温度降低,气候清凉干燥,是燥气当令的季节,可称为燥季;第六个周甲子,正当十一、十二月间,是一年内气温最低时期,气候最为寒冷,是寒气当令的季节,可称为寒季。这和黄河中、下游地区常年实际气候状况较为符合。

六季是自然气候的一般规律,那么生活在其中的人类必然遵循六季的演变规律及相应的气候条件(六气)而生长发育,人体的脏腑、经络,都随着气候的交替,呈现相应的生理变化。如天气炎热,机体为了保证正常体温,必须向体外散热,通过扩张外周血管、加快血流速度以增加传导散热,或通过汗液排泄促进蒸发散热等,故夏季汗多而尿少。天气寒冷,则外周血管收缩,血液主要分布于机体深部,从而减少了传导散热,少出汗或不出汗以减少热量散失,水气不走体表则下走膀胱,故冬季汗少尿多,这是人类适应自然的生理规律。如果气候变化异常,如六气发生太过或不及,气候变化过于急骤(如暴寒暴热),非其时而有其气(如春日应温而反寒,秋天应凉而反热),超过了机体调节适应的限度,便足以导致疾病的发生,而成为致病因素。这种致病的六气,称为"六淫"。

中医学运用一年六季的方案,能更客观地将人体的生理状态与自然气候的变化相联系,因此时至今日,依然保留在中医学理论中。

2.六季与脉象

本难所论述的三阴三阳在六季的旺脉,源于《素问》中的经络遍诊法,但在《素问·平人气象论》中只有三阳脉形的记载,《难经》则补充了三阴的脉形。

人生活在自然界中,人体部位不同,对自然现象的反应有所差异。当自然现象发生变化时,人体部位会对与之相应的某些自然现象作出相应的反应,如风属阳主上,故伤风的症状多表现在上部;湿属阴主下,故伤湿的症状多表现在下部。本难所论述的脉象随季节更替而有规律地变化,则是该思想在脉象上的具体体现。

三阳三阴是少阳、阳明、太阳、太阴、少阴、厥阴的合称。从季节气候的角度来看,随着太阳对地面照射时间的变化,我国从冬至节起,一阳之气初生以后,白天渐长,黑夜渐短,阳气渐进,阴气渐退。所以,从冬至节后初次逢到甲子日起始的第一个周甲子的六十日,约当阳历一、二月,此时阳气刚生,阴气未消,是少阳之气当旺的时日;第二个周甲子的六十日,约当三、四月,此时阴气渐消,阳气渐旺但尚未盛,是阳明之气当旺的时日;第三个周甲子的六十日,约当五、六月,此时阳气最盛,是太阳之气当旺的时日。到了夏至节,一阴之气初生以后,白天渐短、黑夜渐长、阴气渐进、阳气渐退。所以，第四个周甲子的六十日，约当七、八月，此时阴气刚生，阳气未消，是太阴之气当旺的时日；第五个周甲子的六十日，约当九、十月，此时阳气渐消，阴气渐旺但尚未盛，是少阴之气当旺的时日；第六个周甲子的六十日，约当十一、十二月，此时阴气最盛，是厥阴之气当旺的时日。这就是六季分属三阳三阴的情况。

春初的气候，由冬季寒冷逐渐开始转暖，其阳气还在萌芽阶段，所以叫做少阳，人体的脉象与之相应，表现为"乍大乍小、乍短乍长"畅茂条达不足的征象，正合"一阳初生"还不充畅的特点。第二个周甲子，则阳气逐渐转盛，所以叫做阳明，人体的脉象与之相应，表现为"浮、大"，然而春季阳气虽盛但尚未到达极点，所以浮大之中，兼见短象。第三个周甲子，则阳气极盛，所以叫做太阳，人体的脉象与之相应，表现为洪大而长，是阳气最旺的脉象。该季又叫长夏，虽然阳气极盛，但阴气已生。夏末秋初，阳气盛极而衰，阴气开始生长，所以叫做少阴，人体的脉象与之相应，洪大的脉象开始逐渐收敛，所以有紧束的征象，但是秋季阳气仍然较盛，所以紧象中仍大而长。第五个周甲子，则阴气渐盛，所以叫做太阴，人体的脉象与之相应，也收敛、内藏，表现为紧细而微弱。第六个周甲子，则阴气极盛，所以叫做厥阴，人体的脉象与之相应，则沉短而敦厚，是阴气深藏的脉象。

八 难

【提要】本难提出了寸口没有出现异常脉象，而人却死亡的原因，是由于生气独绝于内的缘故，并指出生气之原是肾间之动气。

【原文】八难曰:寸口脉平[1]而死者,何谓也?

然:诸十二经脉者,皆系[2]于生气之原[3]。所谓生气之原者,谓十二经之根本[4]也,谓肾间动气[5]也。此五藏六府之本,十二经脉之根,呼吸之门[6],三焦之原[7],一名守邪之神[8]。故气者,人之根本也,根绝则茎叶枯矣。寸口脉平而死者,生气独绝于内也。

【注释】[1]平:普通、平常的意思。正常无病叫做平。这里指寸口脉没有出现病态脉象。[2]系:连属、连系的意思。[3]生气之原:生气,意同原气、正气、真气等,是人体生命活动的原动力,是维持生命活动的最基本物质。原,本源、根源。[4]根本:即本源的意思。[5]肾间动气:指两肾之间所藏的生气。《易经》中论述万物产生是太极和阴阳二气动、静变化的结果,太极动则生阳,静则生阴,故动气也就有阳气的意思。[6]呼吸之门:就是主持呼吸之气出入的枢要之处。[7]三焦之原:三焦,与胆、小肠、胃、大肠、膀胱合称六腑,有主持诸气、通调水道的作用,分为上、中、下三焦。三焦之原就是指三焦气化的发源地。[8]守邪之神:守,此为防守、防御的意思。神,指能量动力的主宰。原气充盛,则外邪不能侵犯,所以称为守邪之神。

【语译】第八问:寸口脉正常而人却出现死亡,这是怎么一回事呢?

答:人体的十二经脉,都连接着生气之原。所谓生气之原,是十二经脉的根本,也就是指两肾之间的动气。这是五脏六腑的根本,十二经脉的根源,呼吸之气出入的枢要,三焦气化的发源地,又叫做防御病邪侵袭的主宰。所以生气是人的根本,如果根本已绝,那么,茎和枝叶就都会枯萎了。人的寸口脉正常而出现死亡,那是因人的生气在内部已经消亡了。

【按语】

1."有诸内必形诸外"的探讨

"有诸内必形诸外"这是中医诊断的基本原理之一,即认为体内的变化,必然会通过一定的途径表现在外。那么作为医生,就可以观察外在的病理现象,来推测内脏的变化,认识内在的病理本质。这是一般的规律,它的成立具有一定的条件,即内脏的变化虽然有向外表现的趋势,但在疾病的不同阶段,它表现的程度不同。一般而言,早期可能尚无变化或表现很轻微,中期表现比较明显,晚期则可能病象毕露。因此,从诊断的角度而言,早期诊断比较困难,如果没有任何明显症状表现出来,对主要通过医生感官认识到的外在物理表征来进行诊断的中医而言,将更是一筹莫展。随着实验室检查水平的不断提高,大量的"仪器水平症状"被发现,而通过医生感官能认识到的"感官水平症状"基本缺如,那么中医的辨证从何入手?这一问题在仪器水平不断提高的今天更加突出,已经引起当今中医界的重视。

在《难经》时代,由于病人就诊主要是因为"感官水平症状"的出现,因此这一矛盾尚不突出,但是作者敏锐的观察力,发现了脉症不符的问题,并通过本难作了生动的描述,这实际上是今天"无症可辨"困惑的历史表现。生气之原是十二经脉的根本,它的变化情况一般都可以通过寸口表现出来,生气之原犹如树木的根,十二经脉犹如树木的枝叶。对树木而言,枝叶虽然枯萎,只要树根有生机,依然可以长出;如果树根已失去生机,枝叶虽然暂时看不出大的变化,但也会很快枯萎。同理,人的肾间动气如已消亡于内,虽然在寸口暂时还看不出大的变化,但也会很快死亡。本难认识到并不是所有的疾病都在一定的时期内能在寸口表现出来,这虽是针对脉象而言,却具有普遍意义。提示医生诊病当知有常有变,不可一概而论。《难经》作者在这里并没有指出解决这一诊断缺陷的方法,后世医家在临床的实践中提出了"四诊合参"的方法,解决了当时的一部分临床问题。

由于早期诊断的重要性,以及近年来持"仪器水平症状"就诊病人数量增多,中医界对"无症可辨"的临床窘况进行了大量的研究,并提出了相应的对策,其中最具代表性的是"病证结合"、"宏微结合"诊断。相信随着这一研究的深入,人们对"有诸内必形诸外"的认识将会更加深刻。

2."肾间动气"为"守邪之神"

本难提出肾之阳气是抵御外邪的根本,似乎有西医体系中"免疫系统"的功能。肾作为先天之本,通过元阳真气以温养五脏六腑,而阳气本身具有卫护肌肤、抗御邪气的作用,所以《难经》认为"肾间动气"是"守邪之神"。

该观点提示我们在临床上遇到多病易感的病人,如果发现有肾阳不足的依据,可以通过扶助肾阳来达到减少疾病发生的目的。如临床上慢性支气管炎的病人常易反复发作,每每表现为肺气虚、脾(阳)气虚、肾(阳)气虚三个层次,如果临床上用玉屏风散、补中益气汤等预防效果不佳,如果有肾阳不足的依据,则可以考虑使用右归饮、肾气丸等,往往可以取得较好的疗效。

九　难

【提要】本难提出通过脉象的迟数来区别和了解疾病的属脏、属腑及阴、阳、寒、热属性。

【原文】九难曰:何以别[1]知藏府之病耶?

然：数[2]者府也，迟[2]者藏也。数则为热，迟则为寒。诸阳为热，诸阴为寒，故以别知藏府之病也。

【注释】[1]别：辨别、区别。[2]数、迟：数(shuò，音硕)，是脉搏跳动频率快的意思；迟，是脉搏跳动频率慢的意思。

【语译】第九问：从脉象上怎样来区别、了解脏和腑的疾病呢？

答：数脉多主腑病，迟脉多主脏病。脉数多为热证，脉迟常为寒证。许多出现阳脉的病多属热证，出现阴脉的病多属寒证。所以可通过脉象的迟数来区别和了解脏和腑的疾病。

【按语】

1. 迟数脉是寒热证的纲领脉象

迟脉是指一次呼吸，脉搏跳动 3 次，或每分钟次数在 41～60 次，而脉律基本规则的脉象。导致迟脉的原因，主要有神经性的因素，如各种原因所致的颅内压增高、呕吐、阻塞性黄疸、压迫颈动脉窦和眼球等，造成迷走神经过度紧张或反射性迷走神经兴奋。其次是窦房结本身的病变所致，如冠心病、心肌疾病、高钾血症等。此外药物如洋地黄类、抗心律失常药等，以及中药砒石、雄黄、乌头等都可以引起迟脉的发生。数脉是指一次呼吸，脉搏跳动 6 次，或每分钟至数在 96～120 次，平均为 108 次者(参 15 难"至脉"中的"离经")。导致数脉的原因，如甲亢是由于产生了过多的甲状腺素和交感神经兴奋而使心率加快；糖尿病可因为副交感神经受损等因素出现数脉；贫血可因为血红蛋白含量减少，组织缺氧，此时为维持机体对氧的需求，而出现心搏次数增加，引起数脉。其他如心脏起搏点兴奋性增高，以及应用异丙肾上腺素、麻黄素、肾上腺素、阿托品等均可导致数脉。

中医对迟数脉的认识,自《难经》提出"数则为热,迟则为寒"以来,迟数脉分主寒热的特性,成为历代医家的共识。因此寒热的属性,也成为迟数脉的主流属性。如兼见其他脉象,可以结合分析,如脉数而浮主表热,脉数而沉主里热;迟而无力主虚寒,迟而有力主寒积等。

本难同时提出,迟数脉可以确定疾病的病位(脏、腑),但由于叙述简略,在临床上要准确判断何脏何腑,还要结合五脏本身的脉象,可参第4、10难等所述的五脏脉象特点,如临床上脉来迟而弦者,病在肝;脉来数而弦者,病在胆等。但是临床上脏病也有阳证、热证,腑病也有阴证、寒证,因此不能看成死法。

2. 迟数脉的非主流属性

迟数脉除分主寒热的主流特性外,迟脉也可见于热证,如张仲景提到的阳明病热结成里实、热入血室、谷疸湿热证等热证见迟脉的情况,数脉也可见于寒证,如张景岳认为在外感病中,暴见紧数多寒证等。

此外,临床上也可以见到生理性的迟、数脉,如运动后、情绪激动等均可见到生理性数脉;又如正常人入睡后以及长期参加体力劳动或体育活动等也可见到迟脉。生理性迟脉是健康长寿的一种征象。明代虞抟曾指出"大抵脉缓而迟者多寿,脉急而数者多夭"。有人统计,经常参加运动的人70年脉率为23.4亿次,比不参加运动的人少跳2.4亿次,可见参加运动的人心脏潜力很大。同时有研究表明,心率偏缓可减少心肌耗氧量,减轻心脏负担,相反,心率过快可增加心肌耗氧量,加重心脏负担。

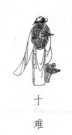

十 难

【提要】本难论述了五脏、五腑的邪气互相乘袭,所致每一脏的脉象都可能有十种变化,并以心脏与小肠腑为例作了说明。

【原文】十难曰:一脉为十变者,何谓也?

然:五邪[1]刚柔[2]相逢[3]之意也。假令心脉急甚者,肝邪干[4]心也;心脉微急者,胆邪干小肠也。心脉大甚者,心邪自干心也;心脉微大者,小肠邪自干小肠也。心脉缓甚者,脾邪干心也。心脉微缓者,胃邪干小肠也。心脉涩甚者,肺邪干心也;心脉微涩者,大肠邪干小肠也。心脉沉甚者,肾邪干心也;心脉微沉者,膀胱邪干小肠也。五藏各有刚柔邪,故令一脉辄变为十也。

【注释】[1]五邪:邪,泛指一切致病因素,这里是指脏腑失调所产生的致病因素。因有五脏及其相应的五腑,故称五邪。[2]刚柔:指阴阳相对的两个方面,腑属阳为刚,脏属阴为柔。[3]相逢:相互传变的意思,即指脏腑之间的相互影响。[4]干:乘。相当于冲犯、影响等意思。相干与相逢的意思接近。

【语译】第十问:一脏的脉象有十种变化,它的具体情况是怎样的呢?

答:这是由于五脏、五腑的邪气,相互影响、传变造成的。例如心脉急象特别明显的,是肝脏的邪气侵犯了心;心脉略带急象的,是胆腑的邪气侵犯了小肠。心脉大的形态特别明显的,是心的病邪自犯心脏;心脉略显大的形态,是小肠的病邪自犯小肠。心脉缓象特别明显的,是脾脏的邪气侵犯心;心脉略带缓象的,是胃腑的邪气侵犯小肠。心脉涩象特别明显的,是肺脏的邪气侵犯心;心脉略带涩象的,是大肠的邪气侵犯小肠。心脉特别偏于沉位的,是肾脏的邪气侵犯心;心脉微微偏沉的,是膀胱的邪气侵犯小肠。因为五脏都有脏腑邪气互相影响的关系,所以每一脏的脉象往往能产生十种变化。

【按语】

1. 关于五脏平脉与变脉的论述

关于五脏平脉,难经中有多处提及,如第 4 难从浮、中、沉三位来区分五脏脉象,本难从脏腑邪气相互影响的脉象变化角度论述,第 13 难从色脉尺肤相应的角度提及,第 15 难从四季脉象的角度提到,第 17 难在谈脉证相应、相反与预后时提到了肝、肺之脉,第 49 难在探讨正经自病与五邪所伤的区别时也提到了五脏脉象,见表1。

表1　五脏生理脉象特征比较

五脏脉	论述目录及内容						小结	
	第4难	第10难	第13难	第15难	第17难	第49难	主要特征	次要特征
心脉	浮大而散	大	浮大而散	来疾去迟(钩)		大	大	脉偏浮散,来疾去迟
肺脉	浮短而涩	涩	浮涩而短	轻虚以浮(毛)	浮短而涩	涩	涩	轻虚浮短
脾脉	其脉在中	缓	中缓而大			缓	缓	中位偏大
肝脉	牢而长	急	弦而急	濡弱而长(弦)	强急而长	弦	弦	沉而濡弱,其象偏长
肾脉	按之濡,举指来实	沉	沉濡而滑	沉濡而滑(石)		濡	濡	沉位带滑

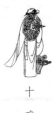

综合《难经》中各处对五脏脉象的论述,可以看出五脏的脉象应分别为大、涩、缓、弦、濡。其中肾脉本难作"沉",如将"沉"脉作为肾的特征脉象,那么按浮、中、沉来区分五脏脉,肾脉就难以表现在其他脉中,同时第4难也明确指出肝脉、肾脉都是沉脉,因此沉脉作为肾脉的特征脉象是不恰当的。所以应当以"濡"作为肾的特征脉象。

关于五脏变脉,即本难提出的脏腑邪气相互影响的十种脉象变化,文中论述看似繁杂,实有它的规律,只要抓住两个要点,便可迎刃而解。一是分清五脏的特征脉象:肝脉急、心脉大、脾脉缓、肺脉涩、肾脉濡。二是分清脉象的微甚:甚者为脏邪来乘袭本脏,即脏乘脏;微者为与该脉象所反映的脏相表里的腑的邪气,来乘袭与本脏相表里的腑,即腑乘腑。例如:心脉呈现涩象,可见两种情况:一是心脉涩甚,为肺邪犯心,出现脏与脏间相乘的心肺脉;二是心脉微涩的为大肠邪气侵犯小肠,出现腑乘腑的大肠与小肠同病。

2.关于纲领脉

"射人先射马,擒贼先擒王",这是任何一个人都明白的道理,在日常生活中,认识事物的属性总是先从事物的分类开始,即事物的纲领。抓住了事物的纲领,也就抓住了事物属性的关键,即所谓提纲挈领和纲举目张。对脉象也不例外,自古以来,医家都在不断地探索脉象的纲领。纵观历代对纲领脉的论述,基本上可以分为三类:

(1)从五脏的角度提出纲领脉:《难经》在本难中讨论以五脏脉象为中心的十变脉时,实际上不自觉地将五脏脉作为了核心,而且本书中多处对五脏脉进行了不同角度的论述,足见其重视的程度。由此可见,在《难经》中实际上是将大、涩、缓、弦、濡作为基本脉象(即纲领脉)来看待的。

(2)反映基本病性的单因素脉象:有人认为《内经》中"按尺寸观浮沉滑涩而知病所以治"和"调其脉之缓急大小滑涩而

病变定矣",提示浮、沉、缓、急、大、小、滑、涩是八种基本脉象，这实际是中医脉象分类方法的鼻祖。但直到元代滑伯仁才明确地将浮、沉、迟、数、滑、涩作为纲领脉象。其后明代李中梓在《医宗必读》中则简化为浮、沉、迟、数四纲，并分别将其他脉象分类归于这四脉之下，并附有3种无法归类的脉象。至清代李延昰(shì)则以表里寒热虚实之六种见症与浮沉迟数虚实之六种脉象为纲，并作为分类标准。

可见上述分类方法是针对病证的基本属性——阴、阳、表、里、寒、热、虚、实来提出的，而且提出的脉象都基本具有单因素的特点，如浮、沉，主要是指脉位；迟、数，主要是指脉率等。其中浮沉迟数虚实六纲脉，正与病证属性表里寒热虚实相对，而表、热、实又反映阳的特点，里、寒、虚又反映阴的特性，与中医病证属性八纲相对应。这一类纲领脉最切合临床实际。

(3)根据脉象的物理属性来提出纲要：严格地说，临床上所见的28脉象，基本上都是复合脉，每一种脉象都包含了多种属性。这些属性中如果主要属性极其突出，次要属性可基本忽略，则称为单因素脉。那么根据这些属性相近或相对的特点，则可以提出脉象的纲领。

宋代《脉诀》将脉象分为"表、里、道"三大类，即"浮芤滑实弦紧洪"属表，"微沉缓涩迟伏濡弱"属里，"长短虚促结代牢细动"属道，就是按这种方法分类的开始。其后如《重订诊家直诀》中提到的"四科"，即位、数、形、势，将脉象按其物理属性的四种特点分类。位，是指脉体居于浮、沉位或尺、寸位；数，是指脉率的快慢或脉律的整齐、紊乱；形，是指脉体的长短、粗细、宽窄等形态特点；势，是指敛舒、伸缩、进退、起伏等有盛有衰的动态特点。四科高度地概括了脉象的总体属性，为临床对脉象特点的把握提出了纲领。近年来又将之细化为深度、频率、宽度、长度、流利度、紧张度等，从而具体地提出了属性纲要，为初学者迅速掌握脉象特征提供了帮助。

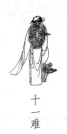
十一难

【提要】本难论述了脉搏不满50动而出现1次歇止,是因为肾气衰竭的缘故。

【原文】十一难曰:经言脉不满五十动[1]而一止,一藏无气者,何藏也?

然:人吸者随阴入,呼者因阳出[2]。今吸不能至肾,至肝而还,故知一藏无气者,肾气先尽也。

【注释】[1]五十动:《灵枢·根结》认为气血一昼夜可运行50周,而诊脉时至少要候50动,50动而无一次出现歇止,则是真气周流五脏的表现。后来逐渐形成诊脉的常规,用以敦促医生认真辨认脉象,并了解其中有无促、结、代脉。[2]人吸者随阴入,呼者因阳出:与4难"呼出心与肺,吸入肾与肝"的意思相同。因肝肾居下焦而属阴,故吸气随阴入;心肺居上焦而属阳,故呼气因阳出。

【语译】第十一问:医经上说,脉搏不满五十动而歇止一次,是一脏已没有生气,指的是哪一脏呢?

答:人吸气是因为下焦肝肾的作用而向下深入,呼气是因为上焦心肺的作用而向外排出。现在吸入的气,不能到达肾脏,只到肝脏就呼气外出了,所以知道一脏没有气,是肾脏的生气已经先衰竭了。

【按语】

1. "脉不满五十动而一止"

本难所讨论的问题在《灵枢·根结》中也有记载,说的是脉搏在 50 跳中,如 1 次也没有歇止,则是真气周流五脏的表现;满 40 跳后出现 1 次歇止,则是 1 脏无气;满 30 跳后出现 1 次歇止,则是 2 脏无气;满 20 跳后出现 1 次歇止,则是 3 脏无气;满 10 跳后出现 1 次歇止,则是 4 脏无气;不满 10 跳出现 1 次歇止,则是 5 脏无气。在《灵枢》这一篇中没有明确说出究竟是哪一脏无气,而本难则在此基础上进一步阐述了不满 50 跳出现 1 次歇止的是肾气先尽的缘故。

至于歇止脉出现的机理,本难是通过脉搏与呼吸、五脏的关系来探讨的。首先呼吸与脉搏有一定的比例关系,人 1 次呼气脉搏跳动 2 次,1 次吸气脉搏跳动 2 次,呼吸定息,脉搏跳动 4 次。其次,呼吸与五脏有密切的关系,即呼气外出为阳,吸气内入为阴,由于心肺居膈上为阳,以类相从,气之呼出,必由心与肺;肾肝居膈下为阴,以类相从,气之吸入,必归肾与肝。那么,"脉不满五十动而一止",是由于吸气由肝肾所主,而肾脏居于最下的位置,气行通道最远,肾气衰竭,则不与诸脏之气汇合而上行,也不能纳受吸入之气,所以脉搏出现歇止。

根据这些论述,可以看出"脉不满五十动而一止"的现象,在"脉动有停止"这一特征上,和西医所说的过早搏动是十分相似的。过早搏动是心脏异位起搏点发出的过早冲动引起的心脏搏动,又称"早搏"。在过早搏动之后,原来的基本心律被取消一次,因此有一较长时间的间歇。在用手触诊的情况下,就感觉到似乎停止了一次。早搏是心律失常中最常见的一种,根据引起早搏的起搏点的不同,分作房性、房室交界性、室性三种,正常人和心脏病变如冠心病、心肌炎等患者均可发生。洋地黄、锑剂、奎尼丁、低血钾等也可导致。过早搏动的出现可无诱因,但亦可因疲劳、精神紧张、消化不良、吸烟等诱发。

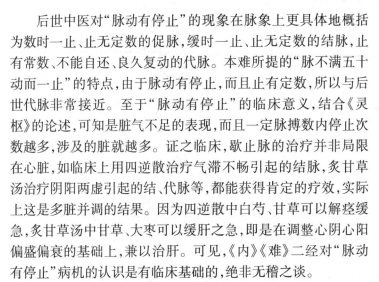

后世中医对"脉动有停止"的现象在脉象上更具体地概括为数时一止、止无定数的促脉,缓时一止、止无定数的结脉,止有常数、不能自还、良久复动的代脉。本难所提的"脉不满五十动而一止"的特点,由于脉动有停止,而且止有定数,所以与后世代脉非常接近。至于"脉动有停止"的临床意义,结合《灵枢》的论述,可知是脏气不足的表现,而且一定脉搏数内停止次数越多,涉及的脏就越多。证之临床,歇止脉的治疗并非局限在心脏,如临床上用四逆散治疗气滞不畅引起的结脉,炙甘草汤治疗阴阳两虚引起的结、代脉等,都能获得肯定的疗效,实际上这是多脏并调的结果。因为四逆散中白芍、甘草可以解痉缓急,炙甘草汤中甘草、大枣可以缓肝之急,即是在调整心阴心阳偏盛偏衰的基础上,兼以治肝。可见,《内》《难》二经对"脉动有停止"病机的认识是有临床基础的,绝非无稽之谈。

值得注意的是,文中所说的"一藏无气",并非说该脏完全失去了生气,而应该理解为脏气衰少或功能障碍。另外,歇止脉的预后并非均很严重,如清代周学霆在《三指禅·平人脉歇止无妨论》中就论述了平脉也可有歇止的现象。现代认识到无症状孤立的早搏可见于正常人,多属良性,一般无需治疗,可见古代和今天的认识是一致的。

2. 关于"肾气先尽"的思考

本难讨论了歇止脉与肾气衰竭的关系,结合《灵枢》所论,可以看出:①歇止脉的出现,肾气衰竭是最早出现的病机,其后随着歇止脉的频繁,它脏的脏气也逐渐衰竭;②歇止脉发生的始终,均与肾气衰竭有关。

歇止脉的治疗目前主要通过将其分为快率类、慢率类进行辨治,有一定的疗效,但仍不十分理想。本难明确指出只要有歇止脉出现,则肾气先衰,因此治疗中能否根据出现的频率,以治肾为主而兼顾相应的脏,值得进一步研究。

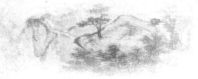

十二难

【提要】本难指出对五脏脉象所反映的虚证和实证,应有针对性地治疗,而不应犯补实泻虚的错误。

【原文】十二难曰:经言五藏脉已绝于内[1],用针者反实[2]其外;五藏脉已绝于外[3],用针者反实其内。内外之绝,何以别之?

然:五藏脉已绝于内者,肾肝气已绝于内也,而医反补其心肺。五藏脉已绝于外者,其心肺脉[4]已绝于外也,而医反补其肾肝。阳绝补阴,阴绝补阳[5],是谓实实虚虚[6],损不足益有余,如此死者,医杀之耳。

【注释】[1]绝于内:绝,少、乏的意思,这里引申为极度微弱。内,指脉的位置深。意为重按而脉搏极度微弱,似有若无。[2]实:动词,充实、补益的意思。[3]绝于外:与"绝于内"相对。外,指脉位浮浅。"绝于外"意为轻按而脉搏极度微弱,似有若无。[4]心肺脉:《难经校注》认为当为"心肺气"。[5]阳绝补阴,阴绝补阳:阳为外,指心与肺。阴为内,指肾与肝。[6]实实虚虚:前一个实和前一个虚皆为动词,实指补法,虚指泻法。后一个实和后一个虚为名词,实指实证,即邪气过盛所表现的证候,虚指虚证,即正气不足所表现的证候。实实虚虚即为补益实证,攻泻虚证。

【语译】第十二问:医经上说,诊察五脏的脉象,重按而脉搏极度微弱,反映出内部已有虚损,而医生在针刺治疗时,反而补

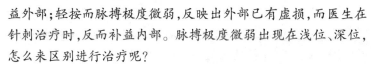

益外部;轻按而脉搏极度微弱,反映出外部已有虚损,而医生在针刺治疗时,反而补益内部。脉搏极度微弱出现在浅位、深位,怎么来区别进行治疗呢?

答:诊察五脏的脉象,重按而脉搏极度微弱,反映出内部肾肝已有虚损,而医生在治疗时,反而补益外部的心肺。轻按而脉搏极度微弱,反映出外部的心肺已有虚损,而医生在治疗时,反而补益内部的肾肝。属阳的脏器虚损,而补益属阴的脏器;属阴的脏器虚损,而补益属阳的脏器,这就叫做已实的再使其实,已虚的再使其虚,损耗本来就不足的,补益本来就有余的,这样造成的死亡,是因医生误治所致。

【按语】

1.“内外之绝”的辨别

关于“内外之绝”的问题,在《灵枢·九针十二原》《灵枢·小针解》篇中也有论述,其主要内容是:用针刺的方法治疗疾病的时候,首先应该诊脉,如果五脏之气已绝于内,则脉象表现为沉位微弱,甚至几不可见,这时反而用针引阳气以补益外部,阳气至则内更加衰竭,这就叫“重竭”,病人因气竭而亡,无力动弹,表现安静。如果五脏之气已绝于外,则脉象表现为浮位微弱,甚至几不可见,这时反而用针引阴气以补益内部,阴气至则阳气反入于内,这就叫“逆厥”,可致死亡,病人由于阴气有余,故表现烦躁。可见在《灵枢》中对于“内外之绝”尚未明确区分是心肺还是肝肾。

本难所提的“内外之绝”则已明确区分出内为肝肾,外为心肺。具体从脉象来看,位置浅则在外,位置深则在内。针对这两种不同情况加以区别治疗的前提,是分辨二者的病机。那么这两种脉象所代表的病理意义是什么呢? 第4难在谈到五脏脉象时指出“心肺俱浮”、“肝肾俱沉”,第6难又提出“浮沉定阴阳,有力无力定虚实”的纲领。对极度微弱、似有若无这一虚性脉象,当其出现在浅位时,则为心肺亏虚;当其出现在深位时,则为肝肾亏虚。这一方法,在后世的临床治疗中得到广泛的应用,以下试举两例加以分析。

明代朱丹溪曾治一人,"肥大苍①厚,因厚味致消渴,投寒凉药。愈后,吃黄雌鸡滋补,约至千。患膈满呕吐,医投丁(香)、沉(香)、附子之剂,百帖而愈。值大热中,尚恶风,怕地气,及堆糠铺簟②蔽风而虚,动止呼吸言语在皆不能。丹溪诊之,脉四至,浮大而虚,此内有湿痰,以多服燥热,致气散血耗。当夏令,法当死,赖色苍厚,胃气尚在。以参、芪、术熬膏,煎淡五味子汤,入竹沥调服,三日诸证悉除。令其绝肉味,月余平复。因多啖③鸡卵,患胸腹膨胀,自用二陈汤加香附、白豆蔻,其满顿除及令绝肉味,勿药自安。"此案患者出现"浮大而虚"的脉象,正是本难所述的"五藏脉已绝于外者,其心肺气已绝于外也",结合患者动止言语皆不能,热天畏风怕地气,且加上多服燥热药耗伤气血的病史,则心肺气虚无疑,但患者曾经食鸡千只以致膈满呕吐,从而推断患者还兼有湿痰的病机。因而用参芪术熬膏以大补心肺之气,五味子以敛其耗散,竹沥兼除湿痰而收效。

清代王孟英曾治"邱氏妇年四十余,患少腹瘕聚④,时欲上冲,昏晕而厥,卧榻数月,足冷面红,寤不成寐,诸治不应。余按脉虚细而弦,口干无液。与大剂一贯煎,覆杯即愈……"该例患者脉虚细而弦,弦乃肝脉(参第10难讨论),结合症状,故知为肝阴不足,所以用一贯煎补肝阴而愈。

从以上二例可以看出,本难判断"内外之绝"的方法,已为后世广泛运用,除了通过脉位浅深来粗略地判断病属心肺或肝

① 苍:青黑色。
② 簟:音 diàn,竹席。
③ 啖:音 dàn,吃。
④ 瘕聚:腹内结块,或痛或胀、聚散无常的病证。瘕,假的意思,描述结块虚假可动的特点,与癥相对。聚,为无形结块,聚散无常,痛无定处,常为气分之病,与积相对。

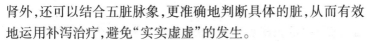

肾外,还可以结合五脏脉象,更准确地判断具体的脏,从而有效地运用补泻治疗,避免"实实虚虚"的发生。

2."实实虚虚"析

"实实虚虚"是医生在治疗过程中出现的过失,《难经》一书文字不多,却不惜笔墨,反复告诫不要犯这种错误(第12、81难),可见对此的重视程度。医生治病,无非是认证用药,如果辨证有误,治疗就无从谈起。因此,这不仅是当时需要注意的问题,对今天而言也有重要的临床意义。

如果说病人的表现相当典型,虚或实的特点很突出,犯此错误的可能性就很小。那么,在哪些情况下医生容易犯补实、泻虚的错误呢?

(1)虚实至极,必有假象:当虚或实在一定的条件下达到极盛的状态时,往往会产生一定的假象,即古人所说的"大实有羸象,至虚有盛候",这正是物极必反的道理。那么这个时候就极有可能被假象所惑,而造成误诊。清代王孟英《归砚录》中曾记载这样一个病例:

"闻一人素患脚气,今秋发之甚剧,兼有寒热、气逆、面浮等证,医切其脉沉伏难寻,以为年愈五十,宿恙时发,脉已欲绝,遂进炙甘草汤,冀复其脉,越日视之,果脉绝将死矣。或称其脉法精而善用古方,以告于余。因询其二便通乎,曰否。嘻,此邪闭而脉伏也。大实之候,误作虚治,滋腻妄投,径尔塞杀。死于病乎? 死于药乎? 可哀也已。"

其他医生根据脉沉伏难寻、年过五十,而辨为虚证。而王氏则不以为然,认为客邪深受,气机痹塞,脉道不能流通,可致伏脉,二便不通正是气机痹阻的证据,现在不治其邪,反投滋腻以养奸,故有此败,此诚为金针度人之言。

(2)少壮勿忘虚,老年勿忘实:少壮之人年轻气盛,形体壮实,每病则实证多而虚证少,虚证则每为医生所忽视;相反,老年人形气皆衰,每多虚证,而实证则常为医生所忽视。因此在临床上,辨少壮之病,勿忘察虚;诊老年之疾,勿忘察实。金元四大家之一的张子和,曾经治一71岁的老年人,由于"暑月田中,因饥困伤暑",导致"食饮不进,时时呕吐,口中常流痰水,腹胁作痛。"当时已另有医者诊治,都认为年高已虚,胃寒生痰饮,而用平胃散、理中丸、导气丸等温补中阳、化痰除饮,同时又加用针灸之法,均未获得疗效。于是又求治于张子和,张子和认为是实证,主要是因为胃热导致收摄痰饮的功能失调,先用吐法,吐出大量痰涎,随后用黄连清心散、导饮丸、玉露散等清胃消饮,而后病人饮食大进,又因便秘,用生姜、大枣煎调胃承气汤而愈。可见耄耋之年,实证也不可忽视,此例病人连用吐、清、下法而取效,确实值得深思。

(3)病以辨证为主,勿为世风所扰:病人多喜补而恶攻,历来如此。因为攻实泻邪,常有一些副反应,如用攻下泻热法,则病人常有腹痛泄泻等症状,因此有此经历的病人则每有畏惧之心。补虚之法,多较平稳,又符合病人希望身体更加健康的愿望,所以每每为病人所欢迎。如果用补法有误,病人少有怨言;用攻法失当,病人常有微词。前贤所谓"大黄救人无功,人参杀人无过",正是对此现象的感叹。作为良医,应该从辨证立法,而不应该受外界的干扰,否则犯了虚虚实实的错误,不仅病人受害,也使医德蒙羞。

(4)虚实互见,权衡以治:虚实是一个相对的概念,严格地说,单纯的虚或实是没有的。正所谓"邪之所凑,其气必虚",有实必有虚,有虚必有实,虚实是一对动态变化的矛盾,在疾病不同的阶段,虚实的消长是不同的,或呈主次不同,或呈错杂状态。因此,在临床上应该动态地把握虚实的情况,以虚为主则补虚,以实为主则泻实,虚实错杂则攻补兼施。只有这样,才不会犯虚虚实实的错误。

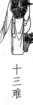

十三难

【提要】 本难论述了脉象与声音、面色、气味和味道、尺肤的色泽，应当相应。如果不能相应，则是有疾病的表现。出现相克之脉，则病危重；出现相生之脉，则病势向愈。进一步指出掌握多种诊断方法加以综合运用，对提高临床疗效具有相当的重要性。

【原文】 十三难曰：经言见其色而不得其脉，反得相胜之脉[1]者，即死；得相生之脉[2]者，病即自已。色之与脉，当参相应[3]，为之奈何？

然：五藏有五色[4]，皆见于面，亦当与寸口、尺内相应。假令色青，其脉当弦而急；色赤，其脉浮大而散；色黄，其脉中缓而大；色白，其脉浮涩而短；色黑，其脉沉涩而滑。此所谓五色之与脉，当参相应也。脉数，尺之皮肤亦数[5]；脉急，尺之皮肤亦急；脉缓，尺之皮肤亦缓；脉涩，尺之皮肤亦涩；脉滑，尺之皮肤亦滑。

五藏各有声色臭[6]味，当与寸口、尺内相应。其不相应者，病也。假令色青，其脉浮涩而短，若[7]大而缓，为相胜；浮大而散，若小而滑，为相生也。

经言知一[8]为下工，知二[8]为中工，知三[8]为上工，上工者十全九[9]，中工者十全八，下工者十全六，此之谓也。

【注释】[1]相胜之脉:指色与脉相克(脉克色)的脉象。如面色白而得数脉,面色赤而得沉脉之类。[2]相生之脉:指色与脉相生(脉生色)的脉象。如面色赤而得弦脉,面色青而得沉脉之类。[3]当参相应:参,参合、检验。相应,指相互适应,即两相符合的意思。[4]五藏有五色:指肝、心、脾、肺、肾五脏分别对应青、赤、黄、白、黑五色。[5]脉数,尺之皮肤亦数:前一个数,指脉搏次数一呼一吸6次,超过正常一呼一吸4次。后一个数当是指尺部皮肤有热而言。[6]臭(xiù,音嗅):鼻窍所感知的气味的总称。既包括香气,也包括臭气。[7]若:不定的意思,相当于"或"。[8]知一、知二、知三:指望色、诊脉、诊尺肤三种诊断方法所能掌握的种数。知一,即能掌握其中一种,知二,即能掌握其中两种,知三,即能掌握其中三种。[9]十全九:全,治愈的意思。10个病人治好9个。

【语译】第十三问:医经上说,看到病人所表现的面色,而诊脉却没有发现和它相应的脉象,反而发现相克脉象的,病情就很危重;得到相生脉象的,疾病将会自然痊愈。面色和脉象,应当互相参照,看它是否相互对应,这在临床上究竟如何运用呢?

答:五脏各自显现在外部的气色,都能在面部表现出来。但还应当和寸口的脉象、尺肤的色泽相适应。假如病人面现青色,他的脉象就应当弦而带急;面现赤色,脉象应当浮大而带散;面现黄色,脉象应当中缓而带大;面现白色,脉象应当浮涩而带短;面现黑色,脉象应当沉涩而带滑。这就是所说的五脏色诊和脉象应当参合相应的情况。脉来频数的,病人尺部的皮肤也会感到发热;脉来急促的,尺部的皮肤也会显现紧急;脉来徐缓的,尺部的皮肤也会显现弛缓;脉现涩象,尺部的皮肤也会显现涩滞;脉现滑象,尺部的皮肤也会显现滑利。

五脏各有其所属的声音、面色、气味和味道,但还是应该和寸口的脉象、尺肤的色泽相适应。如果不相适应,那就是有了疾病。假如面色发青,而所切得的脉却浮涩而带短象,或者脉大而带缓,是相克的脉象;如果脉象浮大而带散,或者脉小而带滑,则是相生的脉象。

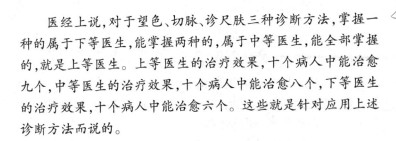

医经上说,对于望色、切脉、诊尺肤三种诊断方法,掌握一种的属于下等医生,能掌握两种的,属于中等医生,能全部掌握的,就是上等医生。上等医生的治疗效果,十个病人中能治愈九个,中等医生的治疗效果,十个病人中能治愈八个,下等医生的治疗效果,十个病人中能治愈六个。这些就是针对应用上述诊断方法而说的。

【按语】

1. 脉症的关系与预后

本难提出了对临床收集到的有关病人的信息应加以分析,用以判断病情的轻重和预后。文中分析的方法主要是通过判断脉象与面色、尺肤变化等的生克关系来进行的,概而言之,脉症之间的关系有三种,即脉症相应、脉症相生、脉症相克。脉症相应代表病变尚未传变,为疾病应有的表现,病变较单纯,治疗较容易;后二者病变已影响到其他的脏器,病变较复杂。在临床上如果出现了脉症不相应,那么此时就要进一步判断是相生还是相克,从而可以预知病证的预后,脉症相生者虽然影响了其他器官,但由于影响小,所以疾病较容易向愈;脉症相克者由于对其他器官的影响重,疾病有逐渐恶化的趋势,应加紧治疗。如腹痛,多属脾胃之病,其脉当居中,脉象"缓而大",如反见弦长,则为脉症不相应,具体分析可知是影响了肝脏,肝脾关系为相克,故其病较重。

在临床上除了可以通过脉与症关系来判断外,还可以通过症与症的关系来加以判断,如伤风见戴阳证,伤风本是肺系疾病,五行属金;而戴阳证为面色发红,五行属火,症与症相克,其病重,预后不佳,这与临床实际是相符的。但由于临床情况甚为复杂,通过相生相克来分析脉症不相应以判断预后的方法,也还是比较粗略的,因此在实际应用中应根据客观情况,采用多种方法加以分析,不可拘泥。

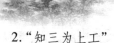

2."知三为上工"

要成为一个优秀的医生,必须要在辨证诊断和处方用药两个方面下功夫。但是一般医生很容易忽视辨证诊断,而单纯凭经验处方用药,甚至进入以药试病、以方试病的误区。这种现象自古有之,如《难经》之后,汉代张仲景所批评的"省疾问病,务在口给,相对斯须,便处汤药。按寸不及尺,握手不及足;人迎、趺阳,三部不参;动数发息,不满五十……夫欲视死别生,实为难矣。"辨证诊断是很重要的,只有准确无误的辨证,才可能有恰到好处的处方用药。

《难经》对此是非常重视的,甚至把医生的分级直接与掌握诊断方法的多少联系起来,当时把医生分为三级,即下工、中工、上工,相当于今天医师、主治医师、副主任医师、主任医师这样的分级。所谓下工,就是掌握望色、诊脉、诊尺肤三种诊断方法之一种,治十人能愈六人;中工能掌握上述两种诊断方法,治十能愈八;上工全部掌握上述三种诊断方法,治病十能愈九。《难经》在此并不是要探讨医生的分级,而是通过对分级的论述来强调诊断方法掌握多少直接影响着疗效。"知三为上工"的本质含义,即是掌握诊断方法越多,辨证治疗的准确性越高。

正是在"知三为上工"的思想影响下,后世医家通过不断的探索,将诊断方法由当时的望色、诊脉、诊尺肤三种,发展规范为望、闻、问、切四种。今天随着科学技术的发展,获得病人临床信息的手段愈来愈丰富,如 X 线片、CT、胃镜等,因此如何将这些"仪器症状"纳入中医学的辨证体系,是我们现代中医面临的一个重要课题。现代中医绝不能固步自封,画地为牢,错失发展的良机。《难经》作者"知三为上工"的思想,虽历千年,而璀璨犹新。

十四难

【提要】本难一方面讨论了脉率快慢的临床意义,即一呼一吸脉跳4次为正常,超过的称为至脉,少于的称为损脉。同时也强调了尺部脉的有无在疾病预后中的重要意义。

【原文】十四难曰:脉有损至[1],何谓也?

然:至之脉,一呼再至[2]曰平,三至曰离经[3],四至曰夺精[4],五至曰死[5],六至曰命绝,此死之脉[6]。何谓损? 一呼一至曰离经,二呼一至曰夺精,三呼一至曰死[5],四呼一至曰命绝,此谓损之脉也。至脉从下上[7],损脉从上下[7]也。

损脉之为病奈何[8]?

然:一损损于皮毛,皮聚[9]而毛落;二损损于血脉,血脉虚少,不能荣于五藏六府也;三损损于肌肉,肌肉消瘦,饮食不为肌肤;四损损于筋,筋缓不能自收持[10];五损损于骨,骨痿不能起于床。反此者,至于收病[11]也。从上下者,骨痿不能起于床者死;从下上者,皮聚而毛落者死。

治损之法奈何?

然:损其肺者,益其气;损其心者,调其荣卫;损其脾者,调其饮食,适寒温;损其肝者,缓其中[12];损其肾者,益其精,此治损之法也。

脉有一呼再至,一吸再至;有一呼三至,一吸三至;

有一呼四至，一吸四至；有一呼五至，一吸五至；有一呼六至，一吸六至；有一呼一至，一吸一至；有再呼一至，再吸一至；有呼吸再，至[13]。脉来如此，何以别知其病也？

然：脉来一呼再至，一吸再至，不大不小曰平。一呼三至，一吸三至，为适[14]得病，前大后小[15]，即头痛、目眩；前小后大，即胸满短气。一呼四至，一吸四至，病欲甚，脉洪大者，苦烦满；沉细者，腹中痛；滑者伤热；涩者中[16]雾露。一呼五至，一吸五至，其人当困，沉细夜加[17]，浮大昼加，不大不小，虽困可治，其有大小者，为难治。一呼六至，一吸六至，为死脉也，沉细夜死，浮大昼死。一呼一至，一吸一至，名曰损，人虽能行，犹当着床。所以然者，血气皆不足故也。再呼一至，呼吸再，至，名曰无魂[18]，无魂者当死也，人虽能行[19]，名曰行尸[20]。

上部有脉，下部无脉，其人当吐，不吐者死。上部无脉，下部有脉，虽困无能为害也。所以然者，譬如人之有尺，树之有根，枝叶虽枯槁，根本将自生，脉有根本，人有元气，故知不死。

【注释】[1]脉有损至：损，减、减少的意思。至，众、众多的意思。指脉搏次数较正常人有减少或增多。[2]再至：再，两次的意思。至，脉搏的至数，与"脉有损至"的"至"有别。后类推。[3]离经：经，常、法。离开常道、常法，指脉搏至数异常的意思。[4]夺精：精气减少、耗散的意思。[5]死：《难经校注》认为当为"困"，后面"三呼一至曰死"中的"死"，也当为"困"。困，危、危重的意思。[6]此死之脉：《难经校注》认为当为"此至之脉也"。[7]下上、上下：上，这里有增多意思。下，这里有减少的意思。下上，指脉跳次数由少增多。上下，指脉跳次数由多减少。后面"从上下者,骨痿不能起于床者死;从下上者,皮聚而毛落者死。"中的上下、下上是指病情由下向上或由上向下传变,与这里不同。[8]奈何:如何、怎么办。[9]皮聚:聚、敛、收缩的意思。皮聚,皮肤枯槁松弛。[10]收持:收、取、收取的意思。持,执、拿的意思。收持,指用手取东西、拿东西。这里引申为肢体的动作,即运动的功能。[11]至于收病也:《难经校注》认为当为"至脉之病也"。[12]缓其中:缓,使其缓和,就是用甘味来调和的治法。中,指中气,即脾胃之气。因为肝主怒,其气急,易横逆乘脾犯胃,故用甘味和缓中气,通过生金,达到制木的目的。[13]有呼吸再,至:指两次呼吸的时间内脉跳动一次。[14]适:副词,恰好。[15]前大后小:前后指寸口脉的关前关后,即关前为寸,关后为尺。[16]中(zhòng):受的意思。[17]加:增加。这里指病情加重。[18]无魂:魂,精神的一种,在《内经》中指依附形体而存在、由肝脏所藏的一种精神。无魂,这里指病情垂危而致的严重失神状态。[19]行:动、运动的意思。[20]行尸:指病人濒于死亡,意识丧失,虽能稍微活动,但也像是能行动的尸体。

【语译】第十四问:脉象可以见到损脉和至脉,这是说的什么意思?

答:至脉可以分为以下几种情况:在一呼气的时间内,脉搏跳动两次的,这是正常的脉象,叫做平脉;跳动三次的,已偏离正常,称为离经;跳动四次的,则精气已有耗损,称为夺精;跳动五次的,则表示病情极其危重,称为困脉;跳动六次的,多有死亡的危险,称为命绝,这些就是至脉的现象。什么是损脉呢?在一呼气的时间内脉搏跳动一次,已偏离正常,称为离经;在两次呼气的时间内脉搏跳动一次,则精气已有耗损,称为夺精;在三次呼气的时间内脉搏跳动一次,则表示病情极其危重,称为困脉;在四次呼气的时间内脉搏跳动一次,预示生命将尽,叫做命绝。这些就是损脉的脉象。总之,至脉的脉搏跳动次数由少增多,损脉的脉搏跳动次数由多减少。

问:损脉相应的病证是怎样的呢?

答:损脉相应的病证,最先出现在肺脏所主的皮毛部,主要是皮肤皱缩和毛发脱落;进一步则是心脏所主的血脉受损,表现为血脉虚弱不足，不能营养五脏六腑；接着则是脾脏所主的肌肉受损，主要是肌肉消瘦，饮食所化生的精微物质不能输布到肌肉和皮肤；再进一步则是肝脏所主的筋脉受损，表现为筋脉弛缓，不能自主运动；最后则是肾脏所主的骨受损，主要是骨痿软无力，卧床不起。和这种情况相反的，就是和至脉相应的病证。从上向下传变的，到了骨痿无力、卧床不起的程度，则为死证；从下向上传变的，到了皮肤皱缩、毛发脱落，也将成为死证。

问：治损的方法是怎样的呢？

答：肺脏虚损的，则补益肺气；心脏虚损的，则调和营卫；脾脏虚损的，则调节饮食，保持起居的寒温适宜；肝脏虚损的，则用甘味之药来和缓中气；肾脏虚损的，则补益精气。这就是治疗虚损的方法。

问：脉搏有在一呼气的时间内跳动两次，一吸气的时间内跳动两次的；有在一呼气的时间内跳动三次，一吸气的时间内跳动三次的；有在一呼气的时间内跳动四次，一吸气的时间内跳动四次的；有在一呼气的时间内跳动五次，一吸气的时间内跳动五次的；有在一呼气的时间内跳动六次，一吸气的时间内跳动六次的；另有在一呼气的时间内跳动一次，一吸气的时间内跳动一次的；有在两次呼气的时间内跳动一次，两次吸气的时间内跳动一次的；也有在两次呼气和吸气的时间内跳动一次的。像这样一些脉象，怎样区别了解它们所预示的病情呢？

答：脉搏在一呼气的时间内跳动两次，一吸气的时间内跳动两次，脉搏的力量不大不小，是健康人的正常脉象。如果在一呼气的时间内跳动三次，一吸气的时间内跳动三次的，是开始患病的表现，其中寸部脉比尺部脉强者，往往可见头痛、眩晕的症状；尺部脉比寸部脉强者，往往可见胸满、短气的症状。在一呼气的时间内跳动四次，一吸气的时间内跳动四次的，是疾病加重的表现，如果脉象洪大，往往可见烦躁满闷；脉象沉细，往往可见腹中疼痛;脉现滑象,为伤热的表现;脉现涩象,为伤雾露寒湿的表现。在一呼气的时间内跳动五次,一吸气的时间内跳动五次的,是疾病危重的表现,脉象沉细,往往夜间加重;脉象浮大,往往白天加重;如果脉象不大不小,虽然病情危重,还有救治的可能;如果脉象或大或小,则难以治愈。在一呼气的时间内跳动六次,一吸气的时间内跳动六次的,为死脉,脉象沉细,多死于夜间;脉象浮大,多死于白天。与上述情况相反,一呼气的时间内跳动一次,一吸气的时间内跳动一次的,为损脉,病人虽然还能暂时活动,但终究会卧床不起;之所以有这样的后果,是因为气血不足的原因。在两次呼气的时间内跳动一次,两次吸气的时间内跳动一次的,以及两次呼气和吸气的时间内脉搏跳动一次的叫做无魂,无魂的病人,病情危重,精神衰败,多趋死亡。病人虽然还能稍微动弹,但也如行尸一样。

关以上的寸部有脉,关以下的尺部无脉,一般病人可能出现呕吐,倘不呕吐的,则病情危重。关以上的寸部无脉,关以下的尺部有脉,即使病情很重,也不会有很大的危险。其原因在于,人有尺部脉就好像树木有根,枝叶虽然枯萎了,但可以再发出,尺部有脉,则根本仍在,人的元气未竭,所以可以预测不会有大的危险。

【按语】

1. 脉率的病理分级及其预后

《难经》对病理脉率进行了详细的分级,首先根据快慢分为至脉、损脉,其下再按脉率与呼吸的比例分为轻重不同的层次。具体方法是:以一息脉跳 4 次为正常,超过 4 次的为至脉,低于 4 次的为损脉,都顺次分为离经、夺精、困脉、命绝 4 级。若按每分钟呼吸 18 次计算,至脉中的离经约 108 次,夺精约 144 次,困脉约 180 次,命绝约 216 次;而损脉中的离经约 36 次,夺精约 18 次,困脉约 12 次,命绝约 9 次。

其中至脉中的离经相当于数脉(1次呼吸脉跳6次),夺经相当于疾脉(1次呼吸脉跳7~8次),困脉相当于脱脉(1次呼吸脉跳9次)。迟脉与损脉有程度不同,迟脉是指1次呼吸脉跳3次,相当于每分钟脉跳约为54次;损脉比迟脉的脉率更慢,为9~36次。一般来说,迟、数二脉分主一般的寒证与热证,而损、至脉则仅用于虚损病患者所出现的寒证与热证。

从现代医学来看,至脉可见于风心病、冠心病、肺心病、甲亢性心脏病等疾病过程中所发生的快速性心律失常。具体而言,至脉中的离经,多见于窦性心动过速、非阵发性交界性心动过速等;至脉中的夺精、困脉多见于阵发性室上性心动过速、阵发性室性心动过速等,至脉中的命绝多见于心房扑动、心房颤动、心室扑动与颤动等。损脉可见于反射性迷走神经兴奋、心脏疾病所致的窦房结病变、洋地黄类等药物中毒、高血钾、临终心律等。具体而言,损脉的离经多见于Ⅱ°房室传导阻滞呈2:1传导、Ⅲ°房室传导阻滞时的室性自身心律、高度房室传导阻滞、少数房室交界区心律等,损脉中的夺精脉多见于室性自身节律,以及完全性房室传导阻滞、高度房室传导阻滞等;损脉中的困脉、命绝多见于心脏骤停时的心室自主节律,常为一临终心律。

损、至脉的预后,不仅在文中作了专门的论述,而且在病理分级的命名中,已寓有其意:如离经为偏离正常,病情较轻;夺精则精气耗损,病情较重;困脉则病情危重,亟宜治疗;命绝则生命垂危,死在近期。结合现代的一些认识,可以看出《难经》对脉率病理分级预后的判断已具有相当的水准。

2. 损至脉的病理特点

损、至脉绝不是孤立出现的,必然有其相应的临床症状。本难总结了这两种脉象临床症状的出现规律,即损脉自皮毛起,继而波及血脉、肌肉、筋脉,至骨而死;而至脉正好相反,症状多自骨起,至皮毛而死。从中可以看出:①损、至脉的首发症状不同,损脉为肺系症状,至脉为肾系症状;②损、至脉的发展过程具有一定的层次性。

损脉脉搏跳动次数减少,为阳气不足,阳虚则阴盛,主虚寒。由于上属阳,肺为五脏之阳,外合皮毛,所以损脉外证首先为肺系症状。至脉脉搏跳动次数增多,为阳气太盛,阳盛则阴伤,主虚热。由于下属阴,肾为五脏之阴,肾主骨,所以至脉外证首先表现为肾系症状。当损脉由皮毛而至骨,即由肺而及肾时,则病已由阳虚阴盛,转为阳亡阴竭;当至脉由骨而至皮毛,即由肾而及肺时,则病已由阳盛阴衰,转为阳亡阴竭。损、至脉到了这个阶段,均为阴阳俱竭,所以患者生命垂危,临近死期。

3. 损至脉的治疗

关于损、至脉的治疗,文中是按照损、至脉脉证发展的五个层次,辨析属于何脏的脉证,依次进行调治。在具体的论述中,虽然只提到了损脉的治疗,但至脉可以类推。值得注意的是,损脉伴有脾脏的病证时,除可用药物进行治疗外,《难经》还强调合理的饮食习惯、寒温适宜的起居,实际上这是早期护理学的应用。损脉伴有肝脏的病证时,不是直接治肝,而是用甘药和缓中气,这种间接治疗的方法源于《内经》"肝苦急,急食甘以缓之",并且为后世医家所接受,如汉代张仲景在《金匮要略》中就有相关论述。

这些具体的治疗方法,虽然是针对损、至脉脉象而言,但损、至脉主要见于虚损病证,所以这些治法可以作为治疗虚损病证的借鉴。如心脏的虚损,除首先要辨清属气、血、阴、阳何者之虚,进行针对性的调补外,还应"调其荣卫",因为荣血不行可致瘀滞,卫气失护可致外感、汗多等,二者所致病变反过来会加重心脏的虚损,所以必须打断这种恶性循环,才能有效地促使病变向愈。

《难经》所确立的损、至脉的治疗原则,直到今天依然在临床中有一定的参考价值。如病态窦房结综合征,脉象多表现损脉的特点,病机中医认为主要是心脾肾三脏阳气虚衰、阴精亏耗,治疗上以益气温阳为主,选用麻黄附子细辛汤加人参、黄芪、肉桂、干姜、枳壳等有较好疗效,这实际上正吻合损脉先伤上(阳)、主虚寒的病机,治疗上也是多脏并调为主。又如阵发性心动过速,脉象多表现为至脉的特点,病机以阴虚为本,痰热为标,治疗上或以天王补心丹加味补心肾之阴,或以黄连温胆汤合朱砂安神丸清胆除痰,这与至脉先伤下(阴)、主虚热的病机是一致的,治疗上仍然是多脏并调。

4."脉有根本,人有元气"

诊察脉象,必须要了解"胃、神、根"的情况。脉象有根主要表现在尺脉有力、沉取不绝两个方面。脉象有根,则表示人之元气不绝,根本不坏,虽病也有向愈的生机;相反脉如无根,则本元亏乏,虽有灵丹也难起沉疴。

这是因为尺脉候肾,肾之元气(8难称为肾间动气)是人身的根本,肾与其他部位的关系就如同树根与枝叶的关系。树根不坏,枝叶虽枯也可再发;相反树根枯绝,枝叶迟早会枯萎,早期甚至可以出现"寸口脉平而死"(8难)的现象。这里提示我们临床上判断元气的有无,可以通过观察尺脉是否有根来进行。

除了通过尺部脉来诊察脉象是否有根外,还可以通过沉位脉的有无来加以判断。正如清代医家程钟龄在《医学心悟》中所说"脉有要诀,神、胃、根三字而已。四时之中,必兼有和缓之意,乃为胃气,谓之平人;胃气稍乖,犹为可治,即当于中候,求其神气,中候有力,即谓有神;神气不足,犹当察其根气,三部九候,以沉分为根。"

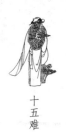

十 五 难

【提要】本难讨论了四季的正常脉象,即春弦、夏钩、秋毛、冬石,同时指出了四季太过与不及的病脉以及死脉的形态,据此推测疾病的预后吉凶,并强调四季的脉象均以胃气为本。

【原文】十五难曰:经言春脉弦,夏脉钩[1],秋脉毛[2],冬脉石[3],是王脉[4]耶?将病脉耶?

然:弦、钩、毛、石者,四时之脉也。春脉弦者,肝东方木也。万物始生,未有枝叶,故其脉之来,濡弱而长,故曰弦。

夏脉钩者,心南方火也。万物之所盛,垂枝布叶,皆下曲如钩,故其脉之来疾去迟,故曰钩。

秋脉毛者,肺西方金也。万物之所终,草木华叶,皆秋而落,其枝独在,若毫毛也,故其脉之来,轻虚以浮,故曰毛。

冬脉石者,肾北方水也。万物之所藏也,盛冬之时,水凝如石,故其脉之来,沉濡而滑,故曰石。

此四时之脉也。

如有变[5]奈何?

然:春脉弦,反者为病。

何谓反?

然:其气来实强,是谓太过,病在外;气来虚微,是谓不及,病在内。气来厌厌聂聂[6],如循[7]榆叶曰平;

益实而滑,如循长竿曰病;急而劲益强,如新张弓弦曰死。春脉微弦曰平,弦多胃气[8]少曰病,但弦无胃气曰死,春以胃气为本。

夏脉钩,反者为病,何谓反?

然:其气来实强,是谓太过,病在外;气来虚微,是谓不及,病在内。其脉来累累如环[9],如循琅玕[10]曰平;来而益数,如鸡举足[11]者曰病;前曲后居,如操带钩[12]曰死。夏脉微钩曰平,钩多胃气少曰病,但钩无胃气曰死,夏以胃气为本。

秋脉微毛,反者为病,何谓反?

然:其气来实强,是谓太过,病在外;气来虚微,是谓不及,病在内。其脉来蔼蔼如车盖[13],按之益大曰平;不上不下,如循鸡羽[14]曰病;按之消索[15],如风吹毛曰死。秋脉微毛为平,毛多胃气少曰病,但毛无胃气曰死,秋以胃气为本。

冬脉石,反者为病,何谓反?

然:其气来实强,是谓太过,病在外;气来虚微,是谓不及,病在内。脉来上大下兑[16],濡滑如雀之喙[17]曰平;啄啄连属[18],其中微曲曰病;来如解索[19],去如弹石[20]曰死。冬脉微石曰平,石多胃气少曰病,但石无胃气曰死,冬以胃气为本。

胃者,水谷之海也,主禀[21],四时故皆以胃气为本。是谓四时之变,病、死、生之要会[22]也。

脾者中州也,其平和不可得见,衰乃见耳。来如雀之啄,如水之下漏[23],是脾之衰见也。

【注释】[1]钩:脉象名,指夏季的正常脉象。稍坚而洪大,来盛去衰,如钩之状。相当于后世所说的洪脉。[2]毛:脉象名,指秋季的正常脉象。来时轻虚而偏浮。相当于后世的浮脉。[3]石:脉象名,指冬季的正常脉象。脉来沉软而滑。相当于后世的沉脉。[4]王脉:王,通旺,盛的意思。四季分别表现出不同的正常脉象,这些脉象称为相应季节的王脉。[5]变:失常的意思。[6]厌厌聂聂:厌厌(yān yān,音胭胭),安静和缓的样子。聂聂(niè niè,音涅涅),轻浮无力的样子。厌厌聂聂是形容脉来轻浮和缓的样子。[7]循:抚摩的意思。[8]胃气:指脾胃功能在脉象的反映。即脉象有力中带有柔和,流利中不乏从容和缓的脉象。[9]累累如环:累累,连续不断。形容脉来连续不断如圆环没有端口一样。[10]琅玕(láng gān,音郎肝):玉石光润如珠者。这里形容脉的形态像圆如珠的玉石一样滑过。[11]如鸡举足:举,举起、抬起的意思。这里形容脉来像鸡举足疾走的样子。[12]前曲后居,如操带钩:前、后,脉来为前,脉去为后。居,同倨,直而折曲的意思。后居,即后直。操,执、拿。带钩,革带之钩。这句话是形容脉来前曲后直,如同用手拿着的革带的钩子一样。[13]蔼蔼如车盖:蔼蔼(ǎi ǎi,音矮矮),盛的意思,形容脉的形态像车盖浮大轻盈的样子。车盖,车上伞形的顶篷。[14]不上不下,如循鸡羽:上、下,这里指浅深。形容脉来浮沉俱弱,中位明显,如鸡毛中央稍坚,两旁柔软一样。[15]消索:消,同萧。冷落萧调的样子,或云气消散的样子。这里形容脉来虚浮,缺乏生机。[16]上大下兑:上、下,这里指浅深。兑,同锐,尖的意思。上大下兑,即浮大沉小。[17]如雀之喙:喙(huì,音会),此处指鸟类的嘴。鸟嘴上大下小,用来形容浮大沉小的脉象。[18]啄啄连属:属(zhǔ,音主),连接的意思。啄啄连属,形容脉来连续,好像鸟雀不断地啄食。[19]解索:解,解开。索,绳子。形容脉来散乱如解乱的绳子。[20]弹石:弹(tán,音谈),用手指轻敲。这里形容脉去急促而坚硬搏指,好像用手指弹击石头一样。[21]禀(lǐn):通廪,本义为米仓,又指供给谷物,这里指供给人体营养。[22]要会:要点、关键的意思。[23]如水之下漏:形容脉象一会儿快一会儿慢,如同房屋漏水一样时断时续。

【语译】第十五问:医经上说,春季多为弦脉,夏季多为钩脉,秋季多为毛脉,冬季多为石脉,这些脉象是四季当令的脉象,还是有疾病的脉象?

答:弦脉、钩脉、毛脉、石脉,是四季当令的脉象。

春季之所以出现弦脉，是由于春季与肝脏、东方、木等在五行上相应，初春万物开始生长的时候，树木还没有长出枝叶，脉象也相应地表现出柔软而长的形态，所以叫做弦脉。

夏季之所以出现钩脉，是由于夏季与心脏、南方、火等在五行上相应，是万物生长最旺盛的时候，繁枝下垂，茂叶成荫，都是向下弯曲如钩子一样，脉象也相应地表现出来时快速，去时迟缓，所以叫做钩脉。

秋季之所以出现毛脉，是由于秋季与肺脏、西方、金等在五行上相应。这是万物生长到了收成的时候，草木的花叶，到了秋天就会枯萎、凋落，只有枝条独存，就像人身上的毫毛一样，脉象也相应地表现出轻虚而浮的形态，所以叫做毛脉。

冬季之所以出现石脉，是由于冬季与肾脏、北方、水等在五行上相应，为万物潜伏闭藏的季节。隆冬的时候，水凝结成的冰像石块一样，脉象也相应地表现出沉软而滑的形态，所以叫做石脉。这就是四季当令的脉象。

问：如果这些脉象有了变化，会出现怎样的情况呢？

答：春季一般出现弦脉，如果出现反常的脉象，则是有疾病的表现。

问：什么是反常的脉象呢？

答：脉气来时，形实而有力，是太过的表现，主外部有病；如果脉虚而微弱，是不及的表现，主内部有病。脉来轻浮和缓，如同抚摸榆树的叶子的感觉，这种脉是正常的脉，叫平脉。脉形更加饱满而流利，如同抚摸长竹竿的感觉，这种脉则是有疾病的表现，称为病脉；脉率急促，坚劲有力，好像刚刚拉开的弓弦，这种脉叫做死脉，是疾病危重的表现。春季脉微带弦，是平脉；弦象明显，和缓之象少的是病脉；只有弦象，毫无和缓之象的是死脉。因为春天的脉，是以胃气为根本的。

问：夏季一般出现钩脉，出现反常脉象则是有疾病的表现，什么是反常的脉象呢？

答:脉气来时,形实而有力,是太过的表现,主外部有病;如果脉虚而微弱,是不及的表现,主内部有病。脉来连续不断,如圆环没有端口,又好像抚摸滑润如珠的美玉,这种脉叫平脉;脉来急促,好像鸡举足疾走似的叫病脉;脉来时屈曲,去时微曲近直,好像用手持着革带的钩子似的叫死脉。夏季脉微带钩,是平脉;钩象明显,和缓之象少的是病脉;只有钩象,毫无和缓之象的是死脉。因为夏天的脉,是以胃气为根本的。

问:秋季一般出现毛脉,出现反常脉象则是有疾病的表现,什么是反常的脉象呢?

答:脉气来时,形实而有力,是太过的表现,主外部有病;如果脉虚而微弱,是不及的表现,主内部有病。脉来浮大轻盈如车盖,沉按脉形更大的叫平脉;脉形浮沉不显,中位可见,如同循摸旁虚中坚的鸡毛似的称做病脉;按之有虚浮感,好像风吹羽毛飘散不定似的叫死脉。秋季脉微带毛,是平脉;毛象明显,和缓之象少的是病脉;只有毛象,毫无和缓之象的是死脉。因为秋天的脉,是以胃气为根本的。

问:冬季一般出现石脉,出现反常脉象则是有疾病的表现,什么是反常的脉象呢?

答:脉气来时,形实而有力,是太过的表现,主外部有病;如果脉虚而微弱,是不及的表现,主内部有病。脉来浮位现大,沉位现小,软而流利,像鸟雀的嘴一样的叫平脉;若脉来像鸟雀啄食一样连连不断,脉形微微带曲,称为病脉;脉来时如解乱的绳索失去了正常的节律,而去时则急促有力犹如以指弹石一样,称为死脉。冬季脉微带石,是平脉;石象明显,和缓之象少的是病脉;只有石象,毫无和缓之象的是死脉。因为冬天的脉,是以胃气为根本的。

胃是受纳一切饮食物的器官,称为水谷之海,有供给人体营养的功能,四季的脉象都以胃气为根本。因此,胃气的有无,可以影响到四季脉象的变化与疾病的轻重,也可以作为决定死生的重要关键。

脾属中焦,在正常时,它的脉象平和,没有特殊的征象,到了脾气衰弱的时候,就会表现出来。如果脉来如鸟雀啄食,又像房屋漏水向下滴沥一样,则是脾衰在脉象上的表现。

【按语】

1. 脉合阴阳

《难经》中反复论述了脉象与阴阳的关系,综合前面的一些认识,可以看出,《难经》所述脉与阴阳的关系,包括两个方面的内容。

(1)脉象有阴阳之分:脉象分阴阳的方法,一是通过寸口的部位来分,即"尺寸分阴阳"(第2难);二是通过脉象的深浅部位来分,即"浮沉分阴阳"(第4难)。通过脉象的阴阳,来判断病证的阴阳,为临床诊断提供了重要的依据。此外,还可以通过脉象阴阳与病证阴阳的相逆情况,来推测疾病的预后。如癥瘕,脉若沉实,则与病情相应,为顺;脉若虚弱,则为逆。

(2)脉象与自然界的阴阳变化相应:由于自然界春、夏、秋、冬四季的更替以及寒、热、温、凉等气候的变化,都直接影响着人体的生理功能,在脉象上则表现出随季节气候变化有不同的脉象。《难经》在论述脉象与自然界的阴阳相应时,主要提到了两种规律:一是"六气旺脉"(第7难),即风季脉象"乍小乍大、乍短乍长",温季脉象"浮大而短",暑季脉象"洪大而长",湿季脉象"紧大而长",燥季脉象"紧细而微",寒季脉象"沉短而敦"。二是"四季旺脉"(第15难),即春弦、夏钩、秋毛、冬石。

毫无疑问,这些规律是古人在长期的临床过程中,反复体察,仔细记录,认真总结得出的。古人能够从季节的变化中,通过触摸的方式体会出脉象的细微变化,这确实是一件了不起的事。这些看起来似乎很玄妙的东西,在今天却逐渐被一一证实。如有人测录正常人四季脉象图 1131 幅,根据其测量脉图指标的均值,还原为四季脉象模式图,发现夏春季脉象大于秋冬季;且春季脉象中男性偏滑,女性偏弦,夏季偏洪,秋季偏浮,冬季有沉紧的倾向。

2. 脉以胃气为本

本难中始终强调了胃气是脉象的根本,有胃气则生,少胃气则病,无胃气则死,所以胃气的多少就决定了人体的健康状况,在脉象上描述为平、病、死脉。关于胃气,在后世脉学著作如清代林之翰的《四诊抉微》中,有较具体的描述:"缓而和匀,不浮不沉,不大不小,不疾不徐,不长不短,应手中和"。结合本难,关于有胃气之脉的特点可以归纳为:①脉位居中,不浮不沉;②脉形适中,不大不小,不长不短;③脉率调匀,不快不慢;④脉力充盈,不强不弱。总而言之,脉象不偏不颇,无过不及,从容适中,表现出柔和、从容、流利者,即是有胃气的表现。

3. 关于"以常衡变"的医学思想

本难论述四季正常脉象和异常脉象的问题与《内经》季节胃气之说是相同的,其文字也基本一致,可以看出,作者在论述病理性脉象(反脉)时,是以季节性的正常脉象(平脉)作为参照的。这正是医学中最基本的"以常衡变"的思想。

健康与疾病、正常和异常,都是相对的。只有了解了正常的形态、功能,才能准确地判断异常的情况(疾病的发生)。不仅切脉如此,望色、闻声等都是这个原理。现代医学中所谓的"正常参考值",正是以常衡变的典型。了解了这个原则,有助于更准确地进行临床诊断。从整个人群而言,有一定的"常"(表现为一定的形态、功能等),如脉象表现为从容、柔和、流利、尺部有根即是一般的正常表现,舌苔薄白、舌质淡红即为舌象的一般正常表现等,均可作为参考标准用于衡量求诊的病人。如发现舌苔变黄、舌质淡白,则偏离了正常的标准,则为"变"

（表现为异常的形态、功能等），即可能发生了疾病。对每一个人而言，也有一定的"常"和"变"，如细脉是不正常的脉象之一，但有些人生来如此，并未有其他的异常表现，此时的细脉对这些特定的人而言，也应该当作"常"看待，所以在临床上建立每一个人的病历档案十分重要，从中可以了解个人的"常"，而更准确地把握"变"。

医学教育中，所设置的课程中也贯穿了这个思想，如解剖学和组织学是从器官层次、细胞层次了解人体的正常结构，而病理解剖学则是在此基础上介绍人体病变器官组织的形态结构；又如生理学是了解人体的正常功能，而病理生理学则是介绍人体功能异常时的表现。后者必须是在学习了前者之后才能进行，即后者以前者为基础。如果了解了医学以常衡变的原则，在学习中注意把握这些课程之间的联系，而不是孤立地进行学习，必将达到事半功倍的效果。

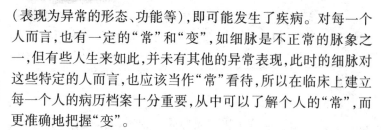

十六难

【提要】本难讨论了五脏病的诊断除依靠脉诊外，还应该结合体表和体内所表现的各种证候，才能作出比较准确的诊断。

【原文】十六难曰：脉有三部九候[1]，有阴阳，有轻重，有六十首[2]，一脉变为四时[3]。离圣久远，各自是[4]其法，何以别之？

然：是[5]其病有内外证。

其病为之奈何？

然：假令得肝脉[6]，其外证：善洁，面青，善怒；其内

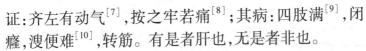

证:齐左有动气[7],按之牢若痛[8];其病:四肢满[9],闭癃,溲便难[10],转筋。有是者肝也,无是者非也。

假令得心脉[6],其外证:面赤、口干,喜笑;其内证:齐上有动气,按之牢若痛;其病:烦心、心痛,掌中热而哕[11]。有是者心也,无是者非也。

假令得脾脉[6],其外证:面黄,善噫[12],善思,善味[13];其内证:当齐有动气,按之牢若痛;其病:腹胀满,食不消,体重,节痛,怠堕,嗜卧,四肢不收。有是者脾也,无是者非也。

假令得肺脉[6],其外证:面白,善嚏,悲愁不乐,欲哭;其内证:齐右有动气,按之牢若痛;其病:喘嗽,洒淅[14]寒热。有是者肺也,无是者非也。

假令得肾脉[6],其外证:面黑,喜恐欠[15];其内证:齐下有动气,按之牢若痛;其病:逆气,少腹急痛,泄如下重[16],足胫寒而逆。有是者肾也,无是者非也。

【注释】[1]三部九候:三部,指寸、关、尺。九候,寸、关、尺三部皆有浮、中、沉三候,共有三三得九候。另外,《内经》中所指的三部九候,是以人体头、手、足作为三部,每部又分为天、地、人三候,共九候,与本难不同。[2]六十首:历代注家对此的解释各有不同。十难中有"一脉为十变"的说法,左右寸关尺共六部脉,则共有六十变。首,《广雅·释诂》"首,响也",回声的意思,引申为反映,即六十种变化情况。[3]一脉变为四时:应为"有一脉变为四时",前脱"有"字。指正常的脉象因四季不同而变为春弦、夏钩、秋毛、冬石。[4]是:认为……对。[5]是:此处作"只"讲,只是的意思。[6]肝脉、心脉、脾脉、肺脉、肾脉:指五脏的生理脉象,即急、大、缓、涩、沉。可参见十难。[7]齐左有动气:齐通"脐"。动气,指在脐部或其周围的一种自我感觉到的或医生检查到的搏动感、攻动感。[8]牢若痛:牢,坚硬。若,意思同"而"。[9]满:肿的意思。[10]闭癃,溲便难:闭癃,指小便困难。溲便,可指二便,这里指大便困难。[11]哕

(yè,音叶):干呕、呃逆。[12]噫:嗳气。[13]善味:喜欢吃味重的食物。[14]洒淅:寒栗怕冷的样子。[15]欠:即呵欠的意思。[16]泄如下重:如,相当于"而"。下重,即里急后重的意思。表现为腹痛窘迫,时时欲泄,肛门重坠,便出不爽。

【语译】第十六问:脉诊有三部九候的区别,脉象有阴阳的属性,在指法上又有轻重的不同,左右六部脉,每脉十变,共有六十种变态,正常的脉象还随四季表现为春弦、夏钩、秋毛、冬石的变化等。距离创立这些经典方法的古代医家,年代已很久远了,一般的医生都认为自己的诊脉方法高明,应该怎样去辨别它的优劣呢?

答:只有通过这些疾病本身的内部和外部的症状来辨别。

问:这些病的内外证候是怎样的呢?

答:假如诊得肝脉,它相应的外在表现为:多有洁癖、面色发青、容易动怒;相应的内在表现为:左侧腹有攻动感,用手触按有紧绷感或疼痛;它的病状还有:四肢肿胀、小便艰涩、大便困难、转筋等。有上述表现的就是肝病,反之则不是肝病。

假如诊得心脉,它相应的外在表现为:面色发红、口干、动辄发笑;相应的内在表现为:上中腹有攻动感,用手触按有紧绷感或疼痛;它的病状还有:心中烦闷、心胸疼痛、手心发热、干呕等。有上述表现的就是心病,反之则不是心病。

假如诊得脾脉,它相应的外在表现为:面色发黄、时常嗳气、好思虑、喜吃味重的食物;相应的内在表现为:中腹有攻动感,用手触按有紧绷感或疼痛;它的病状还有:腹部胀满、饮食不易消化、身体沉重、关节疼痛、疲倦、嗜睡、四肢乏力等。有上述表现的就是脾病,反之则不是脾病。

假如诊得肺脉,它相应的外在表现为:面色苍白、多喷嚏、悲苦忧愁、闷闷不乐、总想哭泣;相应的内在表现为:右侧腹有攻动感,用手触按有紧绷感或疼痛;它的病状还有:喘咳、恶寒发热等。有上述表现的就是肺病,反之则不是肺病。

假如诊得肾脉，它相应的外在表现为：面色发黑、常恐惧、常打呵欠；相应的内在表现为：脐下腹部有攻动感，用手触按有紧绷感或疼痛；它的病状还有：气上逆、小腹部拘急疼痛、泄泻而里急后重、小腿部寒冷等。有上述表现的就是肾病，反之则不是肾病。

【按语】

1. 五脏系统病证

中医以研究脏腑生理功能和病理变化为中心，结合脏腑与形体、诸窍的关系，以及脏腑和自然界的关系的学说，称为脏象学说。脏象学说是研究藏于体内的内脏所表现于外的生理功能和病理现象，并将人体分成以脏腑为中心的五大系统，人体五大系统与自然界五大系统相联系。《难经》继《内经》之后，进一步丰富和完善了五脏的系统病证，其中本难从内外证候的角度进行了论述，34 难从声、色、臭、味、液五个方面论述了与五脏的联系，74 难则是 34 难理论的具体应用等。结合 10 难、34难，试将这些内容加以概括(见表2)，以方便查阅：

表2　五脏与脉声、色、臭、味、液关系及病理特点

五脏	五脉	五声	五色	五臭	五味	五液	外证	内证	其病
肝	弦	呼	青	臊	酸	泣	善洁、面青、善怒	脐左有动气，按之牢若痛	四肢满、闭癃、溲便难、转筋
心	大	言	赤	焦	苦	汗	面赤、口干、喜笑	脐上有动气，按之牢若痛	烦心、心痛、掌中发热
脾	缓	歌	黄	香	甘	涎	面黄、善噫、善思、善味	当脐有动气，按之牢若痛	腹胀满、食不消、体重、节痛、怠堕、嗜卧、四肢不收
肺	涩	哭	白	腥	辛	涕	面白、善嚏、悲愁不乐、欲哭	脐右有动气，按之牢若痛	喘咳、洒淅寒热
肾	濡	呻	黑	腐	咸	唾	面黑、善恐、善欠	脐下有动气，按之牢若痛	逆气、少腹急痛、泄如下重、足胫寒而逆

2. 肝亦主二便

"肾司二便"这是常理,本难中却提出肝病表现为"闭癃,溲便",即"肝主二便",那么到底孰是孰非呢?

从肾的功能来看,肾主封藏,即封藏精气,同时肾中精气也会对封藏功能产生影响。当肾中精气不足,可使肾的封藏功能减弱,除了引起遗精、早泄、带多清稀等症状外,还可导致二便的异常,如二便失禁等。肝主疏泄,能调畅全身气机,如果肝之疏泄不及,也会影响二便的正常排泄,产生本难所提到的闭癃、大便秘等症状。实际上,肾之封藏与肝之疏泄二者之间存在着相互制约、相反相成的关系,最常见的是对女子月经与男子泄精功能的生理性调节。当肝、肾之间功能失调时,则可出现女子月经周期的失常、经量过多,或闭经;男子遗精滑泄,或阳强不泄等。除此以外,对二便也可以产生相似的影响。肾的封藏功能与肝的疏泄功能达到平衡时,二便的通闭则正常。如果病理因素影响了肝、肾功能的平衡,就会引起二便的异常。如肝疏泄太过、肾封藏不及,则可出现二便的遗泄;如肝疏泄不及、肾封藏太过,则可出现二便的秘闭。可见,二便通闭不独为肾所主,而是由肝、肾来进行调节的。

在临床上,肝功能的失调,确实会引起二便的异常。如便秘中就有风秘,这是因风邪影响肝的疏泄功能而导致大便秘结症状,患者常伴有眩晕、腹胀等表现。所以中风病人大多可见到便秘的症状。清代名医叶天士对此应用颇有心得,如医案:

吴妪　脉右如昨,左略小动。肝风震动,里气大燥,更议镇重苦滑,以通火腑。逾六时便通浊行。亦肝喜疏泄之一助。更衣丸①1钱5分(清·叶天士《临证指南医案》)。

患者左脉小而动,便秘,认为是肝之风火致疏泄肠胃糟粕功能失常,引起肠胃燥结,大便不通。用清肝通便的更衣丸,使

---

① 更衣丸:朱砂、芦荟为末,以酒为丸。

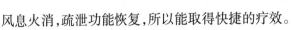

风息火消,疏泄功能恢复,所以能取得快捷的疗效。

又如久泄、五更泄的治疗,一般多从脾肾入手,但有时疗效并不理想,清代名医王孟英有一个独到的经验,就是兼用调肝之品,如乌梅、芍药、木瓜、刺蒺藜等,酸以敛肝,防止疏泄太过。同时认为过用温补升阳之品,如姜、附、肉蔻、补骨脂之类,反助肝阳,不利泄泻的治疗。这是因为若用温补升阳来温肾增强封藏功能以止泄,由于这些药反助肝阳,使其疏泄功能过亢,达不到平衡封藏、疏泄功能的目的,所以有时难以取效。

小便的通闭异常主要表现为癃闭、遗尿。明代李士材曾经治疗过这样一位病人:

先兄念山,谪官浙江按察,郁怒之余,又当盛夏,小便不通,气高而喘,服胃苓汤四贴,不效。余曰:六脉见结,此气滞也。但用枳壳8钱,生姜5片,急火煎服,1剂稍通,4剂霍然矣(清·俞震等《古今医案按》)。

患者由于做官被贬谪,心情郁怒,因此有肝气郁结的病因。症见小便不通,气粗喘促。用胃苓汤(苍术、厚朴、甘草、陈皮、猪苓、泽泻、茯苓、白术、桂枝)治疗,不效,排除了脾胃伤湿停食所致小便癃闭。李氏诊脉发现双手六脉结,结为气滞。结合症状和病因,可知是肝气郁结于膀胱,疏泄不及,所以重用枳壳以拨动郁结之气而获效。至于遗尿,又如:

丹溪治一妇,患心中如火一烧,便入小肠,急去小便,大便随时亦出。如此三年,求治。脉滑数,此相火送入小肠经。以四物加炒连、柏、小茴、木通,4帖而安(清·俞震等《古今医案按》)。

此案患者二便失禁,丹溪辨为肝肾相火偏亢,逼二便外出。故用四物汤加黄连、黄柏等滋阴降火,则肝之疏泄亢进复原,从而达到不止遗而遗自止的功效。

由上可知《难经》提出的肝亦主二便,对后世辨治二便通闭异常的疾病,起到了重要的指导作用。

3. 肺主嚏

嚏,即喷嚏,是鼻黏膜受到刺激而引起的一种猛烈带声的喷气现象。中医学认为喷嚏为肺气上冲于鼻,驱邪外出、清肃鼻道时发出的声响。本难把"善嚏"作为肺的外证。

临床上新病喷嚏频作,多见于外感风寒,如《伤寒论》中所说:"夫中寒①家,喜欠,其人清涕出,发热色和者,善嚏。"久病阳虚,突然出现喷嚏,多是阳气回复,病趋好转的征兆。如《伤寒论》中"中寒,其人下利,以里虚也,欲嚏不能,此人肚中寒。"这里记载了病人感受寒邪后,很快发生下利,伤损阳气,不能驱邪外出,出现了欲嚏不能的症状。所以喷嚏的发生,必然以肺气充沛为前提条件。《王孟英医案》有这样一则医案:

戊戌春,张雨农司马②必欲孟英再赴环山;孟英因其受病之深,且公事掣肘,心境不能泰然,诚非药石之可以为力也,固辞不往。司马泫③然哀恳,但冀偕行,旋署则任君去留可耳,并嘱赵兰舟再四代陈曲悃④,孟英感其情,同舟渡江。次⑤剡溪⑥,司马谭⑦及体气羸惫情形,孟英忽曰:"公其久不作嚏乎?"司马曰:"诚然有年矣,此曷⑧故也?"孟英曰:"是阳气之不宣布耳。古惟仲景论及之,然未立治法。今拟鄙方奉赠,博⑨公一嚏如何?"司马称善。遂以高丽人参、干姜、五味、石菖蒲、酒炒薤白、半夏、橘皮、紫菀、桔梗、甘草为剂。舟行抵嵊⑩,登陆取药,煎而

---

① 中寒:中(zhòng),受到、遭到。感受寒邪的意思。
② 司马:古代官名。
③ 泫:音 xuàn,流泪。
④ 悃:音 kǔn,诚恳,诚挚。
⑤ 次:住宿的意思。
⑥ 剡溪:水名,在浙江省曹娥江上游。
⑦ 谭:同"谈"。
⑧ 曷:何的意思。
⑨ 博:取得。
⑩ 嵊:音 shèng,山名,在浙江省嵊县东。

服之,驾舆以行,未及二十里,司马命从人诣孟英车前报曰:"已得嚏矣。"其用药之妙如此。

这则医案生动地记载了王氏治疗张雨农司马阳气不宣而失嚏的过程,由于患者体弱多病,且公务繁忙,心境难以泰然,所以存在阳气受损、失于宣布的病机,因而肺气上冲无力,难以为嚏,以致多年没有喷嚏出现。王氏巧用人参、干姜温补肺之阳气,用五味敛其耗散,用石菖蒲、薤白、半夏、橘皮、紫菀、桔梗、甘草以化痰通络、宣展肺气,故而取得显著疗效。

因为喷嚏是肺气清肃鼻道发出的声响,所以喷嚏的出现,必然伴有气的升降运动,即有肺气的开宣、中气的升举、下焦清升浊降等生理反应。临床医生根据这一原理,采用"取嚏"的方法,人为地造成身体的这些反应,来治疗感冒、小儿惊风、喉症牙关紧闭、溺水、魇梦不醒、闭证、癃闭等病。如《育婴秘诀》中用"搐鼻法"①搐鼻取嚏以驱邪气,治疗风寒外感,头目不清。清代程国彭《医学心悟》用"搐鼻散"②取嚏治疗中风闭证、喉症牙关紧闭、梦魇不醒、落水昏迷等。现代有人用棉签向鼻中取嚏,或用皂角末0.3～0.6g吹鼻取嚏以开上启下,治疗小便癃闭不通。如此之类,都是对"喷嚏"这一人体生理病理反应的巧妙运用。

4.脉诊在四诊中的地位

本难在论述中谈到,当时的一般医生都认为自己的诊脉方法高明,那么到底谁优谁劣呢? 这看似一个非常普通的问题,却指出了脉诊主观性太强的缺点。虽然脉诊是一种重要的诊断方法,在临床上可以提供部分重要的疾病线索,但由于诊脉主要是医生自我体会,他人难以通过脉象本身的客观证据来判断正误,如果仅依靠或过分倚重脉象进行诊断,必然会致误诊。

---

① 搐鼻法:又名救苦散。川芎、藿香、藜芦各3钱,玄胡索、牡丹皮、朱砂各2钱。共为极细末,以少许吹鼻取嚏。

② 搐鼻散:又名搐鼻通天散。猪牙皂角(去皮弦)1两、细辛(去叶)、半夏各5钱。或细辛用1两。共为极细末,每用1,2分,吹鼻取嚏。

为防止不必要的误诊,这里特别提出了如何判断医生脉诊优劣的客观方法,即结合病人的内外症进行判断,如果内外症表明是某脏疾病,而又诊得是某脏脉,则其诊脉方法是优秀的,反之则是低劣的。

此外,在脉象与证候之间,本难更强调了通过望诊、问诊、切按腹部等收集到的证候在诊断中的重要性,是后世"舍脉从症"、"四诊合参"、"脉为四诊之末"等认识的滥觞。

十七难

【提要】本难讨论了通过脉证相合或相反来判断疾病预后的方法。提示脉证相反多病情危重,预后不良。

【原文】十七难曰:经言病或有死,或有不治自愈,或连年月不已。其死生存亡,可切脉而知之耶?

然:可尽知也。诊病若闭目不欲见人者,脉当得肝脉强急[1]而长,而反得肺脉浮短而涩者,死也。

病若开目而渴,心下牢[2]者,脉当得紧实而数,反得沉濡而微者,死也。

病若吐血,复鼽[3]衄血者,脉当沉细,而反浮大而牢者,死也。

病若谵言妄语[4],身当有热,脉当洪大,而手足厥逆,脉沉细而微者,死也。

病若大腹[5]而泄者,脉当微细而涩,反紧大而滑者,死也。

【注释】[1]强急:弦急的意思。[2]牢:坚硬的意思。[3]鼽衄:鼽(qiú),鼻塞。衄(nù),鼻出血。[4]谵言妄语:谵(zhān)言,即谵语,病中的神志不清、胡言乱语。妄语,本意为虚妄不实的话或说假话,这里指由于疾病所致的言语虚妄不实。[5]大腹:这里指腹部胀大的症状,而非腹部分区中的"脐上为大腹"。

【语译】第十七问:医经上说,患病后有死亡的,有不经治疗而自然痊愈的,有经年累月不愈的,病人这些生死存亡的不同转归,可以通过切脉的方法来预测吗?

答:是完全可以通过切脉的方法来了解的。在看病时,如果病人闭着眼睛,不愿见人,相应的脉象应表现为弦急而长的肝脉,如果反而出现浮短而涩的肺脉,就是死证。

如果病人张着眼睛,而且感到口渴,心下坚硬,相应的脉象应表现为脉形紧张、饱满,且脉率快,如果反而出现沉涩而微的脉象,就是死证。

病人如有吐血,或鼻出血,相应的脉象应表现为沉而细,如果反而出现浮大而有力的脉象,就是死证。

病人如有胡言乱语,身体应当有发热,相应的脉象应表现为洪大,如果反而出现手足发冷,脉象沉细而微的,就是死证。

病人如腹部膨胀而且泄泻,相应的脉象应表现为微细而涩,如果反而出现紧张实大而且带有滑象的脉,就是死证。

【按语】

1.疾病常见的三种预后

疾病的预后是病人和医生都关心的问题,如果从一般规律而言,疾病的预后不外乎本难所提到的这三种,即:①死亡。这种预后多是当前的一些不治之症。或者是由于疾病失于治疗,或医生误导导致疾病恶化的结果。②疾病缓解。有一些疾病本身具有自限性,如腹泻、带状疱疹等,可以出现本难所提到的"不治自愈"的结果。部分疾病可以通过积极的治疗,促使疾病转向愈合。最后使机体重新处于"稳态",达到完全康复。③转为慢性。即本难所提到的"连年月不已"。部分疾病由于人类认识的不足,在目前还不能完全治愈;或者因为医生错误的治疗、病人错过了最佳治疗时机等原因,导致疾病转为慢性。这种病理状态虽然主要损伤性变化已得到控制,主要症状已经消失,但体内仍遗留一定的病理状态,所以属于不完全康复。

2. 死证的病理规律

本难探讨的主要问题是如何通过脉象来判断疾病的预后。但是在回答"病或有死,或有不治自愈,或连年月不已"三种不同的预后时,只回答了"病或有死"通过切脉来推断的方法。对此元代医家滑伯仁认为可能有缺文。但清代医家丁锦认为,"不治自愈"的应是13难的相生脉,本难中第1例如出现的是沉濡而滑的肾脉(属水),则水生木,那么该病则不治自愈;"连年月不已"的则是55难的积聚病所对应的脉象。可供参考。

文中提到的五大死证,最明显的规律是脉证相反,如再具体加以分析,实际又包含两个方面:一是五行相乘。如第1例相应脉为肝脉(属木),而反出现肺脉(属金),为金乘木;第2例为心系病证,反而出现"沉濡而微"的肾脉,为水乘火;第3例为肺系病证,反而出现"浮大而牢"的心脉,为火刑金;第4例为心系病证,反而出现"脉沉细而微"的肾脉,是水乘火;第5例为脾胃系病证,出现了"紧大而滑"的肝脉,是木乘土,所以均为死证。二是病机相反。其中尚有一些不仅五行相乘,而且病机也相反。如第2例,开目而渴,心下牢,为阳热实证,则其相应脉为紧实而数的阳脉,如反而出现沉涩而微的阴脉,为阴阳相反。第3例,失血之后,气血亏损,则其相应脉象当为沉而细的虚脉,而出现浮大而牢的实脉,为虚实相反。第5例大腹而泻,此为脾虚之证,相应脉象为微细而涩,反现紧大而滑的实脉,也为虚实相反。

3. 关于五大死证的进一步分析

本难所提的五大死证,当时的解释方法主要是"脉症相反"。为方便读者理解,以下试从现代中医辨证的角度,从病机上进一步加以分析,并提出相应的治疗方法,以供参考。

第1例主症是"闭目不欲见人"。由于目为肝之外窍,如果诊脉为"弦急而长",则多为肝的实证,"闭目"为患者本意,目的是"不欲见人",可能为郁怒等情志所伤,此种情况可用言语舒其情志,适当佐以疏肝泻肝方药治疗,常可很快缓解。但现在却诊得"浮短而涩",脉象轻举即得,短主气虚,涩为血少,主气血亏虚,轻者可见面色淡白、少气懒言、神疲乏力、自汗等,重者可见动则气短、声音低微、头晕眼花等。此时患者"闭目"实非本意,乃精神倦怠,闭目自养,疲乏到了"不欲见人"的地步,为虚证之重,故主病危,此时宜大补气血。

第2例主症是"开目而渴,心下牢"。如果脉象为"紧实而数",则主实热证,"开目"是由热盛亢奋所致,渴者为热盛伤津,"心下牢"当为胃脘部坚硬,《伤寒论》中有"伤寒六七日,结胸热实,脉沉而紧,心下痛,按之石鞕者,大陷胸汤主之"之说,似为邪热与痰水互结的结胸证。如果脉象"沉濡而微",软而微细,似有若无,为阴血大亏之象,阴虚火旺于上,则"开目而渴",阴血不足也可致渴,胃脘部坚硬如为有形之征,则似为癥瘕暗耗阴血,治疗应攻补兼施。

第3例主症是"吐血,复鼽衄血"。吐血而又鼻衄,为多处出血。此时脉若沉细,则与血去气伤的病机一致,病机较单纯,治疗但可益气生血,相对较容易。如果脉象出现"浮大而牢",浮者为阳,大而牢者为实,此为阳实之象,联系出血症状,可知此为出血之因。气血已耗,病因犹存,正气已衰微,病邪正嚣张,故主病危,治宜攻补兼施,如见脱象则应扶正挽颓,如病情稳定则当攻邪救虚。

第4例主症是"谵言妄语"。如果患者伴有发热、脉洪大,多属热扰心神之实热证，正是《伤寒论》所说的"实则谵语"，可见于温病热入心包，或阳明腑实证、痰热扰乱心神等，此时可用清热涤痰、开窍醒神或攻下泻热等法治疗。如果出现手足厥逆、脉细而微，则是心气大伤、精神散乱之虚证，正是《伤寒论》所说的"虚则郑声"，常见于疾病的晚期、危重的病人，此时治疗应以扶正固脱为主。

第5例主症是"大腹而泄"。腹部胀大而又泄泻，多属脾肾阳虚，气滞水停。脉若细微而涩，正是与证相符的阳虚脉象，病机限于脾肾，相对单纯，可见于久泄、水肿、虚劳等病证，治疗但可温补脾肾。如果出现紧大而滑的脉象，则又见肝脉，病机就更为复杂，既有肝乘脾土，又有脾肾阳虚，可见于鼓胀、癥瘕等病证，治疗掣肘，病情危重，治疗当标本兼顾，症急则治标，症缓则治本。

从上述分析可以看出，本难所提的五大死证，从现代中医角度分析大多数仍然属于危重证候。脉症相应与相反的病情危重程度是相对的，因此临床上即使脉症相应，有些也是比较危重的，如亡阴亡阳的脱证，不可囿于脉症相应而掉以轻心，造成临床的失误。

十八难

【提要】本难论述了寸口脉中寸、关、尺三部的脏腑配属具有五行相生的关系，并指出三部分别反映了全身上、中、下部位的疾病，最后探讨了积聚痼疾的脉象诊断。

【原文】十八难曰：脉有三部，部有四经[1]，手有太阴、阳明,足有太阳、少阴,为上下部[2],何谓也?

然:手太阴、阳明金也,足少阴、太阳水也,金生水,水流下行而不能上,故在下部也。足厥阴、少阳木也,生手太阳、少阴火,火炎上行而不能下,故为上部。手心主[3]、少阳火,生足太阴、阳明土,土主中宫,故在中部也。此皆五行子母更相生养[4]者也。

脉有三部九候,各何所主之?

然:三部者,寸关尺也。九候者,浮中沉也。上部法天,主胸以上至头之有疾也;中部法人,主膈以下至齐[5]之有疾也;下部法地,主齐以下至足之有疾也。审而刺之[6]者也。

人病有沉滞[7]久积聚,可切脉而知之耶?

然:诊在右胁有积气,得肺脉结,脉结甚则积甚,结微则气微。

诊不得肺脉,而右胁有积气者,何也?

然:肺脉虽不见,右手脉当沉伏。

其外痼疾[8]同法耶?将异也?

然:结者,脉来去时一止,无常数,名曰结也。伏者,脉行筋下也。浮者,脉在肉上行也。左右表里,法皆如此。假令脉结伏者,内无积聚;脉浮结者,外无痼疾;有积聚,脉不结伏;有痼疾,脉不浮结。为脉不应病,病不应脉,是为死病也。

【注释】[1]部有四经:部,指寸、关、尺三部。十二经分别连属于左右寸、关、尺部,共6部,每部各有2经,每部两侧则合为4经。[2]上下部:寸部为上,尺部为下。[3]手心主:即手厥阴心包经。[4]更相生养:更,调换、交替。更相生养,即相生的意思。[5]齐:通"脐"。[6]审而刺之:审,详究、考察。指详细诊察病情证候,然后给予针刺治疗。[7]沉滞:

沉,伏的意思。滞,积的意思。指沉伏体内的积滞病。[8]痼疾:痼,久病的意思。指久留不去或久治不愈的疾病。

【语译】第十八问:切脉的部位有寸、关、尺三部,每部各有四经,手经有手太阴肺经和手阳明大肠经,足经有足太阳膀胱经和足少阴肾经,分别属于在上的寸部和在下的尺部,为什么会有这样的配合呢?

答:手太阴肺经和手阳明大肠经在五行属金,足少阴肾经和足太阳膀胱经在五行属水,金能生水,水性趋下,而不能向上流,所以属水的肾与膀胱配合在关以下的尺部。足厥阴肝经和足少阳胆经在五行属木,木能生火,所以能生属火的手太阳大肠经和手少阴心经,因为火性炎上,而不能向下,故位居关以上的寸部。手心主心包经和手少阳三焦经在五行属火,火能生属土的足太阴脾经和足阳明胃经,土的方位在中央,所以位于在中的关部。这些都是根据五行中子母相互生养的关系而来的。

问:诊脉有三部九候,各主什么部位的疾病呢?

答:三部,就是指寸、关、尺。每部又分为浮、中、沉三候,所以共有九候。上部为寸脉,取法于天,由于天在上,所以主胸以上至头部的疾病;中部为关脉,取法于人,由于人在天地之间,所以主胸膈以下到脐部的疾病;下部为尺脉,取法于地,因为地在下,所以主脐以下到足的疾病。在诊疗过程中,必须详细诊察各个部位的脉象,然后给以相应的针刺治疗。

问:人患了深伏在内部而滞留了很久的积聚病,可以通过切脉来了解吗?

答:诊察发现病人右胁有积聚之气,相应地,肺部脉可有结象,结象严重,积聚也就严重,结象轻微那么积聚也轻微。

问:在肺位诊不到结象脉,而右胁却发现积聚之气的,这是什么原因呢?

答:肺位脉虽然没有发现结象,而右手脉象应当是沉伏的。

问:如果人体外部有了久治不愈的痼疾,是用同样诊法呢?

还是另有它法？

答：所谓结脉，是脉在搏动中有时出现一次歇止，没有一定的规律，这就叫结脉。所谓伏脉，是脉气伏行在筋的下面。所谓浮脉，是脉气浮行在肌肉的上面。无论是左、是右，还是在表、在里，方法都是这样。假如患者脉结而沉伏的，体内又没有积聚；患者脉结而浅浮的，身体外部又没有瘤疾；或者有积聚，但脉又不出现结伏；有瘤疾，脉不出现浮结。这些都是脉不与疾病相应，或有疾病而不出现相应的脉，都是难治的疾病。

【按语】

1. 寸口三部与脏腑配属的诊脉法

《难经》中有多处论及脉象与脏腑的配属关系问题，如第4、10、13、15、17、18、49等难，总括起来不外以下几种：①通过浮中沉大致确定脏腑。浮位诊心肺，中位诊脾，沉位诊肝肾。这种方法主要是通过部位来加以判断，由于浮、沉位不能确定到唯一的脏腑，虽然简明，但显得较粗糙。②通过五脏本身的特征脉象来判断脏腑。脉象大、涩、缓、弦、濡，分别对应心、肺、脾、肝、肾。这种方法主要是根据脉象形态来加以判断的，虽然比前一种更加明确，但有时由于没有出现特征脉象，或表现为复合脉象，则难以作出判断，而且没有论述与经络的关系。③通过寸、关、尺三部来判断脏腑。这是本难论述的主要内容，其实质仍是通过部位与脏腑的对应关系来加以判断的方法，但最为详细、简明，临床容易实施，而且将脉象与全身各个器官及经络紧密地联系起来，成为后世运用最广的一种确定脏腑的方法。

根据本难原文，其中有六个脏腑部位基本可以确定，如属寸部的心与小肠，属关部的脾与胃，属尺部的肾与膀胱。为了便于理解和运用，此处结合《脉经》卷一的部分内容，将十二经脏腑部位完整列于表3：

表3 寸、关、尺三部与十二经联属关系

左右分部	右 手		左 手	
	所属脏腑经络	五行属性分析	所属脏腑经络	五行属性分析
寸部（上）	手太阴肺 手阳明大肠	属金 金生水	手少阴心 手太阳小肠	属火 火炎上行而不能下
关部（中）	足太阴脾 足阳明胃	属土 土主中宫	足厥阴肝 足少阳胆	属木 木生火
尺部（下）	手厥阴心包 手少阳三焦	属火 火生土	足少阴肾 足太阳膀胱	水 水流下行而不能上

寸、关、尺三部与脏腑这种配属关系，其原理《难经》主要提出了三点：①寸口寸、关、尺三部与人体上、中、下三部相应。这是用类比的方法，初步确定了寸口三部与人体的对应关系。②经络的联系是最主要的机理。寸口三部通过经络与相应的脏腑相联系，脏腑的生理、病理反应都通过经络以脉象的形式表现到相应部位。所以说"脉有三部，部有四经"。正因为寸口三部分别与不同经络、脏腑相联系，所以可以解释临床上三部脉象不同的现象。③三部脏腑的排列呈五行相生关系，并体现了五行属性的特点。从上表可以看出，左右手均各自由下向上相生，双手上部分别与双手下部相生，从而形成一个更替相生的循环。同时如"水流下行而不能上"、"火炎上行而不能下"等体现了五行属性的特点。

其后历代不少医家，对左右寸、关、尺三部的脏腑配属关系的论述，略有差异，但五脏部位基本一致，只是六腑稍有出入。可见，《难经》对脉学的研究，在当时已有相当的水平。此外，"三部九候"在《内经》中是遍诊法的名称和方法（参16难注1)，在《难经》中沿用了这个传统名称，但是赋予了新的含义，将它作为了独取寸口诊脉的一个具体方法，这是一个很大的变革，为后世脉学的发展奠定了基础。

2. 积气脉诊

本难前半部分提出了寸口分属脏腑的理论，随后就举了右

胁的"积气"应该如何运用这个理论来进行诊断。由于"积气"是"胸以上至头"的疾病,取法于天,所以相应的脉象表现在寸口的寸部,居于右胁,与右寸部相应,属肺脏,特征脉象是结脉,即右寸结脉是右胁积气的脉象。结脉的轻重与病情的轻重成正比,即"结甚则积甚,结微则气微"。那么有没有例外呢?作者观察到结脉虽然是积气具有特征性的脉象,但也有例外的时候,即右胁有积气,但右寸口的寸部却无相应的结脉,此时往往可以诊到右手的伏脉。可见,积气常见的病理脉象主要为右寸部的结脉,其次为右手的伏脉。那么什么是结脉、伏脉呢?结脉是指脉搏时有一停止,并无一定的规律。伏脉,位于筋下,比沉脉的位置还要深,诊时需要重按至筋骨才能感触到脉形。

正由于作者是以此为例,所以此法可以类推。如痼疾也可同法诊断,如果脉浮而结,则痼疾在外;脉伏而结,而痼疾在内。

有些时候遇到脉证不相应的情况,就需进一步按照前面的理论分析脉与证的关系,判断疾病的预后。

通过作者对积气脉诊的举例,可以看出古代医生诊脉的大致方法:①首先判断是平脉还是病脉;②诊察疾病具有特征性的病理脉象,并根据病理脉象轻重判断病情轻重(分辨普通病脉和死脉);③如有证无脉或有脉无证,则提示预后不佳(多为死脉)。

十九难

【提要】本难讨论了男女脉象生理性的差异问题,即男性寸盛尺弱,女性寸弱尺盛。指出了出现相反情况时,所表现疾病的性质和部位。

【原文】十九难曰:经言脉有逆顺[1],男女有常。而反者,何谓也?

然:男子生于寅[2],寅为木,阳也;女子生于申[2],申为金,阴也。故男脉在关上,女脉在关下。是以男子尺脉恒弱,女子尺脉恒盛,是其常也。反者,男得女脉,女得男脉也。

其为病何如?

然:男得女脉为不足,病在内。左得之,病则在左;右得之,病则在右,随脉言之也。女得男脉为太过,病在四肢。左得之,病则在左;右得之,病则在右,随脉言之,此之谓也。

【注释】[1]脉有逆顺:尺寸脉盛衰的规律,男女相比较而言,一般男性寸盛尺弱,女性寸弱尺盛,与此规律相一致为"顺",反之为逆。[2]男子生于寅、女子生于申:寅、申,属于十二地支(即子、丑、寅、卯、辰、巳、午、未、申、酉、戌、亥)之一,十二地支是物候的符号,是大地生物演变的形象。古人以地支推衍人的一生,认为人初生之时,阴阳未分,此时始于子。年岁增长,男子按地支顺序数30年,女子逆地支顺序数20年,恰好均止于巳,则男女在地支上相遇,所以可以结婚成家。当时就据此规定,男子三十而娶,女子二十而嫁。随后女子于巳怀孕,10月怀胎,则对所孕之儿而言,如果计算月份,则子从巳开始,若为男孩,则顺数10个月,恰至寅出生,若为女孩,则逆数10个月,恰至申出生。所以有"男子始于寅,女子始于申"的说法。

【语译】第十九问:医经上说,脉象有逆有顺,男性和女性都有一定的正常脉象。但也有反常的情况,这是怎么一回事呢?

答:男子出生,在十二地支上始于寅,而寅在五行属木,属阳;女子出生,在十二地支上始于申,而申在五行属金,属阴。所以男子脉象常盛于关上的寸部,女子脉象常盛于关下的尺

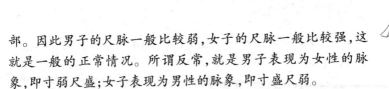

部。因此男子的尺脉一般比较弱,女子的尺脉一般比较强,这就是一般的正常情况。所谓反常,就是男子表现为女性的脉象,即寸弱尺盛;女子表现为男性的脉象,即寸盛尺弱。

问:反常脉象的发病情况如何?

答:男子表现为女性的脉象,为不足的虚证,病在内部。如果在左手诊得这种脉象,则病在左侧,如果在右手诊得这种脉象,则病在右侧,这是根据脉象出现的部位来判断疾病的所在。女子表现为男性的脉象,为有余的实证,病在四肢。如果在左手诊得这种脉象,则病在左侧,如果在右手诊得这种脉象,则病在右侧,也可以根据脉象出现的部位来判断疾病的所在。这就是反常脉象的发病情况。

【按语】

本难所揭示的"男子寸盛尺弱,女子寸弱尺盛"的规律,为历代脉学著作所采用和复述。但在临床上男女寸、尺脉象均表现为寸盛尺弱,很难见到上述规律。所以近代名医张山雷在《难经汇注笺正》一书中指出:"男尺恒弱,女尺恒盛,自《难经》有此一说。而后之医家,谁不依样葫芦,敷衍一遍,固已久为定论,又孰敢独出己见,谓为不然。然寿颐持脉已三十年,何以竟未见有女子尺脉恒盛者?"

二 十 难

【提要】本难讨论了阴阳互相侵袭、隐匿时的脉象,并探讨了尺、寸部阴脉或阳脉并见,以及脉象脱失所表现的病证。

【原文】二十难曰：经言脉有伏匿[1]，伏匿于何藏而言伏匿耶？

然：谓阴阳更相乘[2]，更相伏[3]也。脉居阴部[4]，而反阳脉见者，为阳乘阴也。脉虽时沉涩而短，此谓阳中伏阴也。脉居阳部[4]，而反阴脉见者，为阴乘阳也。脉虽时浮滑而长，此谓阴中伏阳也。

重阳[5]者狂，重阴[5]者癫，脱阳[6]者见鬼，脱阴[6]者目盲。

【注释】[1]伏匿：伏，隐伏。匿，藏匿。[2]更相乘：更，调换、交替。乘，侵袭、凌、侮的意思。指相互乘袭。[3]更相伏：指互相隐伏。如阴脉中隐伏着阳脉，阳脉中隐伏着阴脉。[4]阴部、阳部：寸部为阳，尺部为阴。[5]重阳、重阴：重（chóng，音虫），重复、重叠的意思。重阳指尺部、寸部均见阳脉。重阴：指尺部、寸部均见阴脉。[6]脱阳、脱阴：脱阳指寸部脉脱失，脱阴指尺部脉脱失。

【语译】第二十问：医经上说，脉有隐匿，究竟隐匿在哪一脏才算得上隐匿呢？

答：这是说阴脉、阳脉互相侵袭、互相隐伏。在属阴的尺部出现了阳脉，就是阳乘阴。虽然是阳脉，但有时脉居沉位，且带有短涩之象的，叫做阳中伏阴。在属阳的寸部出现了阴脉，就是阴乘阳。虽然是阴脉，但有时脉居浮位，且带有滑长之象的，这叫做阴中伏阳。

尺寸部都见到阳脉的，多患狂病；尺寸部都见到阴脉的，多患癫疾；属阳的寸部出现脉象脱失的，病人会神志错乱而妄见鬼神；属阴的尺部出现脉象脱失的，病人多目盲而不能视物。

【按语】

1.阴阳变化的病理脉象

《难经》第3难、20难探讨了阴阳变化所产生的病理脉象，

名称较多,颇为复杂,现将这些脉象列如表4:

表4 阴阳变化病理脉象

脉象名称	脉象形态	病机	脉象出处
寸脉太过	"九分而浮"太过	阳盛	第3难
寸脉不及	"九分而浮"不及	阳虚	第3难
尺脉太过	"一寸而沉"太过	阴盛	第3难
尺脉不及	"一寸而沉"不及	阴虚	第3难
阳乘阴	阴部脉不足,出现阳脉	阳盛阴虚	第20难
阴乘阳	阳部脉不足,出现阴脉	阴盛阳虚	第20难
阳中伏阴	阴部出现阳脉,但时见沉、涩、短等阴脉	阳盛乘阴	第20难
阴中伏阳	阳部出现阴脉,但时见浮、滑、长等阳脉	阴盛乘阳	第20难
重阴	阳部、阴部俱为阴脉	阴盛极,多见于癫	第20难
重阳	阳部、阴部俱为阳脉	阳盛极,多见于狂	第20难
脱阴	阴部脉脱失	阴虚极,"目盲"	第20难
脱阳	阳部脉脱失	阳虚极,"见鬼"	第20难
溢脉	尺寸部俱为"一寸而沉",鱼际见"九分而浮"(尺寸俱沉,鱼际现浮)	阴盛于内,阳越于外	第3难
覆脉	尺寸部俱为"九分而浮",而尺外出现"一寸而沉"(尺寸俱浮,尺外现沉)	阳盛于内,格阴于外	第3难

通过上表,可以看出脉诊能多层次地反映阴阳的变化。如阳乘阴,本来是阴位出现了阳脉,即阴中有阳,但如果脉象时带沉涩而短,则又是阳中伏阴,是更深层次的反映。

2."脱阳者见鬼,脱阴者目盲"

对于"脱阳者见鬼,脱阴者目盲"的认识,既是描述脉象的相应临床表现,又是对病机的高度概括,是古代医家临床经验的升华,颇为精辟。

　　从病机看,阳气充则神气旺,一般不会出现幻觉,如果阳气大伤,此时心神失养,可能出现"见鬼"等幻觉。但在临床上,出现"见鬼"等幻觉,多是虚实错杂,此时应权衡虚实以治,不可拘泥。如病案:

　　丹溪治一少年,暑月因大劳而渴,恣饮梅浆,又连大惊,妄言妄见,病似邪鬼。脉虚弦而带沉数。数为有热,虚弦是惊。又梅浆停郁中脘,宜补虚清热,导去痰滞乃可。遂与参、术、陈皮、茯苓、芩、连,并入竹沥、姜汁,旬日未效。乃虚未回,痰未导也。以前药入荆沥,又旬日而安。(清·俞震等《古今医案按·邪祟》)

　　该案中少年因暑月大劳,暑易伤气,大劳耗气,兼之脉虚,所以气虚存在。同时又因受惊、恣饮梅浆以致停郁胃脘部,脉虚中带弦,并兼沉数,则是痰热的证据。气虚则心神失养,痰热则心神不安,气虚为本,痰热为标。故治疗以人参、白术补元气之虚以强心神,用陈皮、茯苓、黄芩、黄连、竹沥、姜汁、荆沥导痰热以断扰心之源。此案认证准确,处方恰当,连清代医家俞震也十分佩服,他说"……若在今日,惟有清热导痰耳。敢用人参耶?丹溪则以脉之虚弦,因之大劳。认得清,故虽旬日未效,仍守前药,设有游移,则前功尽弃,病不瘳而谤随之矣。"

　　此外,阳气大伤,除了清醒的时候可以出现"见鬼"等症状,睡眠中也可有恶梦纷纭的表现。如清代王孟英《归砚录·卷三》记载一案:

　　章御臣屡梦白人,持刀自割其头,至流血即惊醒,渐至闭目即梦,众医莫措①。松江沈鲁珍治之,曰:寐而见白人者,肺虚也。以独参汤,每剂一两,服之而愈。

　　因为患者恶梦纷纭,甚至达到闭目即梦的地步,沈氏断为

────────────

　　① 莫措:莫,表示否定,相当于不、不能。措,措置、措手。莫措,这里指不能处理或不能治疗。

元气大虚,心神失养。又因屡梦白人,白为肺之色,故从肺气虚论治,以一味人参而获效。

"脱阴者目盲",目为阴血所养,阴血充足则目视正常,若阴血耗损,则目视功能必然受到影响。《内经》有"肝受血而能视"之说,是从生理的角度论述了目为阴血所养,而本难是从病理的角度进行的论述。证诸临床,如大出血、大量急骤的脱水等脱阴证,都可以有突然失明的症状,当进行输血或补液,病情得到控制后,目盲的症状也很快随之恢复,《难经》此说确实是临床经验的总结。在目盲的临床治疗中,有十分重要的指导意义。如医案:

一男子年二十,素嗜酒色,两目赤痛,或作或止。两尺洪大,按之微弱。余①谓少年得此,目当失明。翌早②索途而行③,不辨天日,众皆惊异。余与六味地黄丸加麦冬、五味,一剂顿明(明·薛己《内科摘要·卷下》)。

患者素嗜酒色,则肾阴斫耗,两尺脉浮则洪大,沉则微弱,正是阴虚阳盛的表现。因为"脱阴者目盲",所以薛己推断患者"目当失明"。果然次日即验,遂用六味地黄丸加味补肾阴。因为切中病机,故疗效卓著。

须指出的是,脱阳者可以出现幻觉,脱阴者可以出现目盲。但是出现幻觉或目盲,则不一定是脱阳或脱阴,因为在临床上引起这二者的原因是很多的。如热入心包、痰塞心窍等都可引起幻觉的出现,气虚、血虚、肝郁等也可以引起目盲。

从脉象的角度来看,对于脱阴脉,寸部脉可见,而尺部脉脱失,源头既断,下流还能有吗? 似难理解。但是临床上确能发现一二这样的病例,说明这种现象是客观存在的。抑是血管的畸形或异位以致尺部脉几乎触摸不到,还是别有尚未发现的机

---

① 余:第一人称代词,我。这里为明代名医薛己的自称。

② 翌早:翌,翌日、次日。翌早即第二天早晨。

③ 索途而行:索,搜索、摸索。这里指眼睛失明后,摸索道路走。

制？根据《难经》提出的"脉有三部,部有四经"(参18难),即寸口每部由不同的经络、脏腑所主,相应经络、脏腑出现病变,可以表现在寸口相应的部位。因此,当尺部所属经络或脏腑之气微弱,以致不能触摸到脉象,而寸口经络、脏腑之气尚盛,仍能触摸到,就可能出现本难的脱阴脉。

二十一难

【提要】本难论述了形、脉是否相应与预后的关系,并强调诊脉时应注意病人的呼吸是否与脉搏相应。

【原文】二十一难曰:经言人形[1]病,脉不病,曰生;脉病,形不病,曰死。何谓也?

然:人形病,脉不病,非有不病者也,谓息数不应脉数[2]也。此大法。

【注释】[1]形:形体的意思。[2]息数不应脉数:指病人呼吸次数与脉搏次数的比例不相应。

【语译】第二十一问:医经上说,人的形体出现了病变,但脉搏上却没有病象,则预后好,称做生;脉搏上有病象,而人的形体却没有出现病变,叫做死。这怎么理解呢?

答:人的形体出现病变,但脉搏上却没有病象的,并不是脉象真的没有病,是说呼吸次数与脉搏次数不相符合。这也是诊察疾病的大的原则。

【按语】

本难在讨论脉与症的关系时,强调了脉诊的重要性。如尽管形体有病,但只要脉象上不出现病象,则无大碍;反之,如形体尽管无病,但脉象有病变,则可忧虑。以下兹从这两个方面进一步加以探讨。

1. 形病脉不病

所谓形病脉不病,是指出现形体憔悴、精神昏愦、食欲欠佳、四肢怠惰等症状,而脉象安和。

据临床所见,可有两种情况:①确诊脉不病。这是由于感受邪气较浅,尚未扰动气血,所以暂无大碍,故主生。这正是本难询问时所提的观点。但须注意,有些危重疾病来势凶猛,尚未在脉象上反映出来,就可能造成病人的死亡,这正是第 8 难所说的"寸口脉平而死"的情况。②误诊脉不病。前人判断脉之迟数,每以诊脉医生自我的呼吸为标准,并非用今天的钟表判断,所以难免有时用意太过,导致呼吸失于自然,而影响了对脉率的判断,造成误诊。或对脉之浮沉、长短、虚实等错判。此时病人可能仍有症状,正如该问回答中所说的"人形病,脉不病,非有不病者也",并指出可能存在"息数不应脉数"的情况。据 14 难中所描述的"息数不应脉数"的病证,多为危症,因此这种情况下的预后就很难叫做"生"了。

2. 脉病形不病

所谓脉病形不病,是指病人形体安和,而脉象出现乍大乍小、或快或慢、弦紧浮滑沉涩不一等表现。

临床上也可见两种情况:①一般病脉。这主要是由于邪气深入,伏而未发,血气先乱所致。因为此时外无症状,病人自我难以觉察,每致迁延失治,而医生在诊断上又增加了难度,所以多为难治。②死脉。如果出现真脏脉(无胃气,参 15 难)、代脉(脏气内绝,参 11 难)、两尺无脉(原气绝,参 14 难)等,则病情危重。

二十二难

【提要】本难论述了经脉是动病、所生病的区别在气和血，并有发病先后之异。

【原文】二十二难曰：经言脉有是动[1]，有所生病[2]。一脉辄变为二病者，何也？

然：经言是动者，气也；所生病者，血也。邪在气，气为是动；邪在血，血为所生病。气主呴[3]之，血主濡[4]之。气留而不行者，为气先病也；血壅而不濡者，为血后病也。故先为是动，后所生病也。

【注释】[1]是动：动，伤的意思。是动，指该经脉初为邪气所伤。[2]所生病：生，相当于"进而滋长"，即进一步产生。所生病，指疾病进一步发展。是动指初病，所生病指进病。[3]呴（xǔ，音许）：开口出气的意思。这里有温煦、温暖的意思。[4]濡：滋养的意思。

【语译】第二十二问：医经上说，经脉有是动病，也各有所生病，每一条经脉的病变分为两种病候，是什么道理呢？

答：医经上所说的是动病，为气病；所生病，是血病。邪在气分，气的病变就是"是动病"；邪在血分，血的病变就是"所生病"。气的功能是温煦人体，血的功能是滋养全身。气机阻滞而不能通畅运行的，是气先发生病变；血脉壅塞而不能滋养的，是血在气以后发生了病变。所以首先发生的为是动病，继而发生的是所生病。

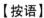

【按语】

1."气先病,血后病"

本难对经脉疾病发生的过程进行了较详细的探讨。即认为经脉疾病一般规律是:首先是致病因素导致"气留而不行",即气先病;进而可致血壅而不濡,即血后病。该规律概括了临床上气血疾病发生的先后规律,为临床治疗提供了理论指导。

如后世著名医家叶天士,将该规律运用到外感热病的治疗中,创立了卫气营血学说,认为邪气侵犯人体,一般首先侵犯卫分,其次为气分,进而再深入营分、血分。该理论一经提出,就成为治疗温热疾病的支柱理论。

不仅如此,在杂病中也有类似规律,如慢性支气管炎,初期病变以肺为中心,出现咳嗽、咯痰、短气、语言无力、面色白、自汗畏风等,而此阶段微循环指标基本正常,故其病变以气分为主;进而并发肺气肿,病变逐渐转为以脾为中心,可见咳嗽痰多,痰白清稀,小便清长、舌质胖嫩,苔白而润,脉象濡缓,伴见脘腹胀闷、纳呆、便溏、食后咳减,且多见微循环障碍,此时病变已开始由气分波及血分。随着病变的进展,慢性支气管炎可并发肺心病,可见咳嗽、喘息欲脱、痰多、呼多吸少、气难下达、动则短气等,其并发症一方面可见肺动脉高压、微循环严重障碍等引起的血行瘀阻的血分病变,如舌紫暗或有瘀斑、颈静脉怒张等,往往同时又伴有肾阳虚的表现,如形寒肢冷、小便频数清长、阳痿滑泄、带下清冷等,此时病变以肾为中心,已是气血两病。目前临床上对该病气分失调的治疗比较重视,而对血分失调的病机易于忽略。慢性支气管炎血分病机,虽然可以见到血热、血瘀、血虚等,但以血瘀最为常见,且贯穿疾病的发展过程,应是慢性支气管炎的基本病机之一。可见运用该规律能发现一些常见疾病治疗中的盲点。

尚需指出的是,"气先病,血后病"这是临床上的一般规律,有些时候由于邪气较盛,而正气虚弱,病邪可直入血分,首先表现为血分的病变。

2. "气主呴之，血主濡之"

本难简要地概括了气血的功能，即气主温煦，血主濡润。中医认为，气、血是构成人体的基本物质，也是维持人体生命活动的最基本物质，因此准确把握气血的生理病理功能，在指导临床治疗方面有重要的意义。

气的温煦表现在以下几个方面：①维持人体的体温。气的温煦作用失常，则人的体温就会发生异常，如寒郁卫表，则卫气失于流通，不能温煦肌腠，郁而生热，则病人可出现发热；如人体阳气不足，则会出现畏寒等表现。②保证脏腑、经络等组织器官的生理活动。如气的升降出入运动发生障碍，或正气虚耗时，则可出现组织器官的功能障碍表现。如脾气虚弱，升清不足，则会出现腹泄、便溏等表现。③促进血和津液等液态物质的循行和流通。气行则血行，气滞则血瘀；气行则水行，气滞则水停。气的温煦作用，对血和津液的循行是非常重要的。除此以外，气还具有激发和推动人体生长发育及各脏腑经络等组织器官生理功能；卫护肌肤、抗御邪气；固护统摄液态物质，防止丢失的功能；促进体内物质和能量的转化等功能。

血的濡润功能表现在两个方面：①营养全身各脏腑组织器官。如血液衰败，则形体萎废，功能受到影响。如目能视物、耳能听音、手能持物等都是在血的营养作用下完成的。当血的营养作用减弱时，机体除脏腑功能低下外，常可见到面色不华或萎黄、肢体或肢端麻木、运动不灵活等表现。②滋润全身各脏腑组织器官。由于津液是血液的组成成分之一，所以也具有滋润作用。故当血虚或血瘀时，可见肌肤干燥、口干、毛发干枯等失于滋润的表现。

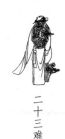
二十三难

【提要】本难论述了三个问题：一是十二经脉和督、任、跷脉的长度；二是经脉的功能、流注次序和十五别络的功能，以及人迎、寸口在诊治疾病中的作用；三是关于脉气的起始和终结的具体含义。

【原文】二十三难曰：手足三阴三阳，脉之度数[1]，可晓以不[2]？

然：手三阳之脉，从手至头，长五尺，五六合三丈。手三阴之脉，从手至胸中，长三尺五寸，三六一丈八尺，五六三尺，合二丈一尺。足三阳之脉，从足至头，长八尺，六八四丈八尺。足三阴之脉，从足至胸，长六尺五寸，六六三丈六尺，五六三尺，合三丈九尺。人两足跷脉，从足至目，长七尺五寸，二七一丈四尺，二五一尺，合一丈五尺。督脉、任脉各长四尺五寸，二四八尺，二五一尺，合九尺。凡[3]脉长一十六丈二尺，此所谓十二经脉长短之数也。

经脉十二，络脉十五[4]，何始何穷[5]也？

然：经脉者，行血气，通阴阳，以荣于身者也。其始从中焦，注手太阴、阳明；阳明注足阳明、太阴；太阴注手少阴、太阳；太阳注足太阳、少阴；少阴注手心主、少阳；少阳注足少阳、厥阴；厥阴复还注手太阴。别络十五，皆因其原，如环无端，转相溉灌，朝[6]于寸口、人迎[7]，以处[8]百病，而决死生也。

经曰，明知终始[9]，阴阳定矣[10]，何谓也？

然：终始者，脉之纪[11]也。寸口、人迎，阴阳之气通于朝使[12]，如环无端，故曰始也。终者，三阴三阳之脉绝，绝则死，死各有形，故曰终也。

【注释】[1]度数：度，量长短的标准，如尺、寸、分等，在经脉的测量中一般用同身寸。度数，指经脉长短的尺寸数。[2]不：音义与"否"相同。[3]凡：总共、一共的意思。[4]络脉十五：指十二经脉在四肢部各分出一络，加上任脉的络脉（身前）、督脉的络脉（身后）和脾之大络（身侧），共十五络。[5]穷：穷尽、完结的意思。[6]朝（cháo，音巢）：会集、聚会的意思。[7]寸口、人迎：左手寸部为人迎，右手寸部为寸口。按人迎，又为经穴名，属足阳明胃经，在喉结旁 1.5 寸，当颈总动脉之后，胸锁乳突肌前缘。[8]处：决断的意思。[9]终始：始，指脉气的起始。终，指脉气的终竭。《难经本义》"始如生物之始，终如生物之穷。欲知生死，脉以候之"。换言之，始实际是指脉气之生，即正常循行的状态。终实际指脉气之死，即脉气竭绝的状态。[10]阴阳定矣：阴阳，这里指阴经和阳经。承上文，人迎、寸口可以"处百病，决死生"，那么通过人迎来了解阳经的情况，通过寸口来了解阴经的情况，则可以"明知（脉气的）终始"。[11]纪：法度、准则的意思。[12]朝使：使，支使、使出的意思。这里是说经脉气血的来聚与分出。

【语译】第二十三问：手足三阴经和三阳经的长短尺寸，可以把它清楚地告诉我吗？

答：手三阳经，从手指到头部的距离，左右六条各长五尺，五六得三十，共长三丈。手三阴经，从手指到胸中，左右六条各长三尺五寸，三六一十八尺，五六得三尺，共长二丈一尺。足三阳经，从足趾到头部的距离，左右六条各长八尺，六八合计共长四丈八尺。足三阴经，从足趾到胸中的距离，左右六条各长六尺五寸，六六得三丈六尺，五六得三尺，合计共长三丈九尺。人

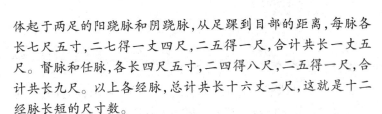

体起于两足的阳跷脉和阴跷脉,从足踝到目部的距离,每脉各长七尺五寸,二七得一丈四尺,二五得一尺,合计共长一丈五尺。督脉和任脉,各长四尺五寸,二四得八尺,二五得一尺,合计共长九尺。以上各经脉,总计共长十六丈二尺,这就是十二经脉长短的尺寸数。

问:人体的十二经脉,十五络脉,是从什么地方开始,到什么地方终止呢?

答:经脉的主要功能,是运行气血,贯通阴阳,使全身得到濡养。它的循行从中焦开始,然后流注到手太阴肺经和手阳明大肠经;再从手阳明大肠经,流注到足阳明胃经和足太阴脾经;从足太阴脾经,再流注到手少阴心经和手太阳小肠经;又从手太阳小肠经,流注到足太阳膀胱经和足少阴肾经;足少阴肾经,再流注到手厥阴心包经和手少阳三焦经;然后又从手少阳三焦经流注到足少阳胆经和足厥阴肝经;最后从足厥阴肝经,仍回复流注到手太阴肺经。十五别络,作为经脉的分支,都和经脉同出一源,就像没有端口的圆环一样循环运行气血,营养全身,会集在气口、人迎,可以通过对它的诊察来处理很多疾病,以及决断死生。

问:医经上说,要想清楚地了解脉气的起始和终竭,通过诊察阴经和阳经的情况就能确定了。这怎样解释呢?

答:脉气的起始和终竭,是脉法的纲领。寸口和人迎为手太阴肺经的动脉搏动处,人体阴经和阳经的脉气既在这里会聚,又从这里再行于全身,循环往复像圆环一样,所以说是脉气的起始。所谓脉气的终竭,是说三阴经、三阳经的脉气已经竭绝,脉气竭绝就会死亡,死亡时各有不同的临床表现,所以说是脉气的终竭。

【按语】

1. 关于经脉长度的测量

本难对经脉长度的测量,与《灵枢·脉度第十七》所载基本相同,个别文字稍有差异。十六丈二尺的长度,也只是计算了大的经脉长度,凡属络脉都没有计算。对于奇经八脉的长度,本难只涉及了督、任、跷脉,而对冲脉、带脉、阴维脉和阳维脉没有提及。同时,跷脉有阴跷、阳跷之分,左右各一,共有四条,对跷脉也只计算了两条。有人根据杨上善所说的"男子以阳跷为经,以阴跷为络,女子以阴跷为经,以阳跷为络"认为,阴阳两跷长度相等,根据计经不计络的原则,男子只计阳跷,女子只计阴跷,所以只计算了两条。日本人广冈苏仙认为,冲脉外行通路是与足少阴相汇合而行,带脉横行绕身一周但没有参与循环,两维脉能联络诸经但不能参与环流,所以这些经脉没有计算长度。

在《灵枢》中提到的人身高平均尺寸,有 8 尺(《灵枢·经水》)和有 7 尺 5 寸(《灵枢·骨度》)之异,本难在论述"足三阳之脉,从足至头"时,得出"长八尺"的结论,这似乎采用的是身高 8 尺的标准,忽视了经脉循行时路径曲折的因素,把经脉当成直线来度量。同时在论述督脉、任脉的长度时,认为"各长四尺五寸",显然是认为两者长度相等。由于督脉主干起于小腹内,出于会阴部,沿脊内上行,到项后风府穴进入脑内,联络于脑,再回出上行至头顶,循前额正中线到鼻柱下方,至龈交穴止,而任脉起于小腹中极穴下面,沿胸腹正中线直上至咽喉,再上颐、循面、入目,根据二者循行的实际路径,可知二者的长度实不相等。由此可知,《难经》对经脉长度的测量是比较粗略的估算。

2. 经脉的功能

本难不仅论述了经脉的长度,同时也指出经脉的功能是"行血气,通阴阳,以营于身者也",即经脉的主要功能是运行气血、濡养全身。气血是人体生命活动的物质基础,必须依赖经络的传注,才能输布全身,以温养濡润全身各脏腑组织器官,维持机体的正常功能。经络理论回答了脏腑理论中物质是通过什么途径传输的问题,与脏腑理论互为补充。

除此以外,经络的功能还有:①联系脏腑和肢体。人体各器官组织之间高度的协调统一,是靠经络的联络沟通作用来实现的。②抗御外邪,保护机体不受侵犯。由于经络能行血气,所以卫气是通过经络来散布于周身,因此经络正常与否,直接影响着卫气的布散,即影响着机体的防御功能。

3. 经脉的流注

经气在经脉中的循行是一刻不停、周流不休的。以下结合后世的论述,将经脉流注的规律系统介绍如下:

(1)经气始于中焦:由于中焦脾胃为后天之本,气血生化之源,所以经气始于中焦。但是值得指出的是:经气,即经络之气,除了来源于中焦的营卫之气外,还包括对气血的运行起主导作用的宗气和原气。

(2)经脉的循行走向与交接规律:本难详细论述了经脉的走向与交接,以下结合现在的认识,概括为:"阳经交阴经在足,阴经交阳经在手,阳阳头,阴阴腹。"即阳经经气在足部注入阴经,阴经经气在手部注入阳经,阳经与阳经在头部交接,阴经与阴经在腹部交接。

(3)经脉流注的时间规律:由于以前一天是以十二地支来计时,所以十二经脉的流注规律,也是以十二地支来表记的。在清代医家陈修园的《医学实在易》中概括为:"肺寅大卯胃辰宫,脾巳心午小未中,膀申肾酉心包戌,亥三子胆丑肝通。"

即寅时(4~5时)经气流注在手太阴肺经,卯时(6~7时)在手阳明大肠经,辰时(8~9时)在足阳明胃经,巳时(10~11时)在足太阴脾经,午时(12~13时)在手少阴心经,未时(14~15时)在手太阳小肠经,申时(16~17时)在足太阳膀胱经,酉时(18~19时)在足少阴肾经,戌时(20~21时)在手厥阴心包经,亥时(22~23时)在手少阳三焦经,子时(24~1时)在足少阳胆经,丑时(2~3时)在足厥阴肝经。

二十四难

【提要】本难讨论了属五脏的手足阴经,以及三阴经、六阳经气绝时出现的各种症状和预后。

【原文】二十四难曰:手足三阴三阳气已绝,何以为候,可知其吉凶不?

然:足少阴气绝,即骨枯。少阴者,冬脉也,伏行而温于骨髓。故骨髓不温,即肉不著骨,骨肉不相亲,即肉濡而却[1],肉濡而却,故齿长[2]而枯,发无润泽者,骨先死。戊日笃,己日死。

足太阴气绝,则脉不荣其口唇。口唇者,肌肉之本也。脉不荣,则肌肉不滑泽,肌肉不滑泽,则肉满[3],肉满则唇反[4],唇反则肉先死。甲日笃,乙日死。

足厥阴气绝,即筋缩引卵[5]与舌卷。厥阴者,肝脉也。肝者,筋之合也。筋者,聚于阴器[6]而络于舌本。故脉不荣,则筋缩急,筋缩急即引卵与舌,故舌卷卵缩,此筋先死。庚日笃,辛日死。

手太阴气绝,即皮毛焦。太阴者,肺也,行气温于皮毛者也。气弗荣,则皮毛焦,皮毛焦则津液去,津液去即皮节[7]伤,皮节伤则皮枯毛折,毛折者则气先死。丙日笃,丁日死。

手少阴气绝,则脉不通,脉不通则血不流,血不流则色泽去,故面黑如梨[8],此血先死。壬日笃,癸日死。

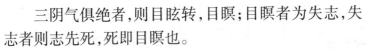

三阴气俱绝者,则目眩转,目瞑;目瞑者为失志,失志者则志先死,死即目瞑也。

六阳气俱绝者,则阴与阳相离。阴阳相离则腠理泄,绝汗[9]乃出,大如贯珠,转出不流,即气先死。且占[10]夕死,夕占旦死。

【注释】[1]肉濡而却:濡,软、柔软的意思。却,退、退缩,这里指肌肉的萎缩。[2]齿长:牙齿变长。这里是由于牙龈萎缩而牙齿相对变长。[3]肉满:肉,指人中部位的皮肉。满,肿满的意思。[4]唇反:反,翻的意思。因人中肿满,皮肤绷急,而口唇外翻。[5]卵:指阴囊、睾丸。[6]阴器:指生殖器。[7]皮节:指皮肤和关节。[8]梨:通黧,黄黑色的意思。[9]绝汗:亡阴亡阳时所出的汗,称为绝汗。[10]占:预测的意思。

【语译】第二十四问:手足三阴经和三阳经脉气竭绝,会出现什么样的表现?可以知道预后的好坏吗?

答:足少阴经的脉气竭绝,就会出现骨萎枯槁的症状。少阴经是连属肾脏的经脉,深伏潜行具有温养骨髓的作用。所以骨髓得不到肾气的滋养,就会使肌肉不能附着于骨,骨肉相离,则肌肉萎软,肌肉萎软,所以牙齿相对变长且色泽枯槁;头发失去润泽,是骨已死的征象。这种病在戊日加重,己日死亡。

足太阴经的脉气竭绝,则脉气不能营养口唇。因脾主肌肉,其荣在唇,因此口唇的情况,是观测肌肉荣枯的依据。经脉不能输布营养,则肌肉便不会光滑润泽,肌肉既不光滑润泽,就会使人中部肌肉肿胀而皮肤绷急,引起口唇外翻;口唇外翻,也就是肌肉已死的征象。这种病到甲日加重,乙日死亡。

足厥阴经的脉气竭绝,就会出现筋的收缩,牵引阴囊,引起舌卷。厥阴经是连属肝脏的经脉。肝脏外合于筋,和筋的活动有密切的关系。筋会聚在外生殖器而又联络于舌根,所以肝经不能输布营养,就会引起筋的拘急挛缩,而牵引阴囊和舌,所以出现舌卷和阴囊收缩的症状，这就是筋已先死的征象。这种病，逢庚日加重，辛日死亡。

手太阴经的脉气竭绝，皮毛就会焦枯。太阴经是连属肺脏的经脉，能运行精气以温润皮肤和毫毛。如肺气不能输布营养，则皮毛就会焦枯，皮毛焦枯，是由于津液丧失的缘故。津液丧失，就会使皮毛和关节受到损伤，皮毛、关节受伤，则表现出皮肤枯槁、毫毛折断脱落的症状，毫毛折断脱落，则是气已先死的征象。这种病，在丙日加重，丁日死亡。

手少阴经的脉气竭绝，就会出现血脉运行不通畅，血脉不畅则血液不能周流全身，血液不能正常循行，肤色就失去了光泽，所以面色黄里带黑，这是由于血液先失去了生机的征象。这种病，到壬日加重，癸日死亡。

三阴经的脉气都出现竭绝，就会出现头晕目眩，视物旋转，眼睛闭合，眼闭是因为神志已经丧失。神志先行丧失，则是将死的征兆，所以临死的时候，就会眼睛闭合。

六阳经的脉气都出现竭绝，那么阴与阳就会两相分离。阴阳相离则皮肤的毛孔开泄，汗液就会流出，像成串的珠子，在皮肤上凝滞不流，称做绝汗，这是气已先亡的表现。在早晨发现这种现象，可以预测当晚会死；在夜间发现这种现象，可以预测在第二天早晨死亡。

【按语】

1. 经脉气绝的表现

本难内容也见于《灵枢·经脉》《甲乙经·经脉篇》，文字大同小异，经脉排列次序也稍有不同。本难对手足阴经、三阴经、三阳经经气衰竭所表现的部分病状进行了描述，但独缺手厥阴心包经，一般认为这是因为心包经与心经的症状有一致性，所以提心经即已包括心包经在其中了。

虽然所述仅为五脏所主的有关形体组织的症状，但都从病机角度进行了深入解释。十二经脉之气,来源于脏腑,由脏腑的盛衰决定,经气衰竭实质上是脏腑之气的竭绝,所以经脉气绝时的临床表现,与所属五脏相应的五体(筋、脉、肌肉、皮毛、骨)、五官(眼、耳、口、鼻、舌)等有密切关系。兹将所述各经气绝时的临床表现概括列如表5:

表5　十二经气绝临床表现特点

气绝病变的经脉	病变特点	临床表现	病情预测
足少阴	骨髓不温	齿长而枯、发无润泽	戊日笃,己日死
足太阴	口唇肌肉不滑泽	口唇肉满、唇反	甲日笃,乙日死
足厥阴	筋缩急	舌卷、卵缩	庚日笃,辛日死
手太阴	皮毛焦	皮枯、毛折	丙日笃,丁日死
手少阴	脉不通	面黑如梨	壬日笃,癸日死
手足三阴经	精气不注于目	目眩转、目瞑	远一日半死(《灵枢》)
手足三阳经	阴阳相离	绝汗出,大如贯珠,转出不流	旦占夕死,夕占旦死

三阴经气绝表现为目眩转、目瞑,主要是因为五脏六腑的精气,都要上输于目,共同构成目本身的精气,眼睛才能发挥正常的功能。所以第20难指出"脱阴者目盲"。此处目瞑,即含有此意。《灵枢·大惑论》说:"目者,五脏六腑之精也,营卫魂魄之所常营也,神气之所生也。故神劳则魂魄散,志意乱。"这正是"目瞑者为失志"的原因。

2. 经脉病病情预测的方法

本难对病情加重和死亡日数的预测,是根据五脏的生克关系来确定的。天干的五行配属,一般是甲乙属木,丙丁属火,戊己属土,庚辛属金,壬癸属水。以足少阴肾经为例,肾属水,而土旺于戊己日,肾经经气衰竭,逢戊己日则土来相乘,则首日加重,次日死亡。这种预测方法,实际上也是人与自然相应思想的一种具体体现。

3.绝汗探讨

绝汗,又称脱汗,是亡阴、亡阳时的特征性表现,自与平常所出之汗有所不同。平常生理性出汗见于两种情况:①精神性发汗。这种发汗由情绪紧张引起,与体温无关,俗称"冷汗"。一般常局限于掌、跖、额、腋窝等处。②温热性发汗。由体温升高所引起,可见于酷热的夏季,或运动过程中,或吃热食等情况,一般为全身性出汗。生理性出汗,不明显者仅能触及皮肤湿润,明显者也成滴状或珠状,先热后冷,多在动中顺皮肤流散。

绝汗之出,多在病人静卧之时,而不是在精神紧张、运动或劳动中。一般亡阳时,即本难所说的六阳经气绝,绝汗形状多"大如贯珠",即比较大滴,很少是只有皮肤湿润感的细小汗滴。同时由于病人多静,故汗珠"转出不流",而且这种汗热度不高,颇似精神性出汗的"冷汗"。此外,亡阴时也有汗出,而文中未加描述,一般认为多汗出如油,热而粘手。可以看出,本难对绝汗的描述非常细致,不仅对汗的形态,而且对其流畅度都作了细致的观察。

二十五难

【提要】本难提出了十二经与脏腑相配合的问题,并指出心包与三焦都是有名而无形。

【原文】二十五难曰:有十二经,五藏六府十一耳,其一经者,何等经也?

然:一经者,手少阴与[1]心主[2]别脉也。心主与三焦为表里,俱有名而无形[3],故言经有十二也。

【注释】[1]与:意思同"谓",即叫做、称为的意思。[2]心主:指手厥阴心包经。[3]形:分界。《周礼·遂人职》"以土地之图,经田野,造县鄙形体之法",郑注云:"形,谓制分界也"。又《司马法·仁本篇》:"以土地形诸侯之形",形即定分界。

【语译】第二十五问:人体有十二经脉,但五脏和六腑合起来只有十一,脏腑和经脉相配则还剩一条经脉,这条经脉是什么脏腑的经脉呢?

答:剩下的一条经脉,是手少阴心经的别脉手厥阴心包经。心包和三焦互为表里,都有名称而没有具体分界,所以连同心包络在内,共有十二经脉。

【按语】

1."心包与三焦为表里,俱有名而无形"

本难虽然简短,文末一句"心包与三焦为表里,俱有名而无形"却在中医界一石击起千层浪。历代后世医家对此仁者见仁,智者见智,引起了很多的争论,但争论的焦点无非在于心包络和三焦有形体还是无形体。

如清代医家徐灵胎在《经释》中对《难经》此说提出异议:"言三焦而无形,已属未当,言心主为无形,则更无是说。"徐氏认为心主即心包络,代心行事,本无所藏,故不以脏(藏)名,又举《灵枢·本输篇》:"三焦者中渎之府,水道出焉,属膀胱,是孤之府也"句,认为既谓之腑,则明是藏蓄泌泻之工具,怎么能说它是无形? 近代名医张山雷在《难经汇注笺正》中分析道:"经有十二,而藏之与府,实止各五,……系以经络者,若仅就十者配以十经而止,则又苦于手足阴阳,更不平均,于是古人不得不寻出心包络、三焦二者,以分配此一阴一阳之经。"并进一步指出,"心脏之外,果何有包而络之者,说者恒谓此即心脏之脂膜,所以护卫心主,作君主之宫城,然心有脂膜,仍属于心脏本体,不能析而为二。三焦之称,明指此身上、中、下者之三部,胸中心肺之位,则曰上焦;膈下脾胃之位,则曰中焦;腰下肾、膀胱、大小肠之位,则曰下焦。参考经文,灼然可见,故经曰上焦如雾,则胸中阳气蒸腾也;曰中焦如沤,则胃肠食物之熟腐也;曰下焦如渎,则二便通导之潴秽也。……是以《难经》于此谓心主、三焦俱有名无形,盖亦有见于此二者之必不可以指实,可谓名正言顺。不意洄溪于此,偏欲证明其为有形,亦是凭空想,万不能指其部位之所在。"

日本江户后期学者伊藤凤山在《难经文字考》中指出"有名而无形"中"形",并非形体、实体的含义,而是"分界"的意思,并举出例证(见注释)。伊藤氏认为,三焦、心主无形,是说无分界的意思,而不是无形质,此说颇为中肯。可见,所谓"无形",并不是说无形质可见,而是不像五脏六腑那样,各是一个独立的脏器,有清楚的界限和明确的实体形态。

2. 心包是什么器官?

心包是心包络的简称,又名膻中。一般认为心包是包在心脏外面的包膜,具有保护心脏的作用。如《医学正传》说:"心包络,实乃裹心之包膜也,包于心外,故曰心包络也。"《类经图翼》说:"心外有赤黄裹脂,是为心包络。"

大家知道中医的"心",不仅包括解剖学上心脏的功能,还包括脑的高级中枢神经活动的大部分功能。一般认为当外邪侵犯心脏时,首先使包络受病,多表现为神志异常。如在温病学说中,将外感热病中出现的神昏、谵语等症,称为"热入心包"或"蒙蔽心包"。中医学中虽然也有"脑"的概念,但并不纳入五脏五行系统,而是作为"奇恒之府"来看待,把听觉、视觉、嗅觉及部分思维、记忆等功能归之于"奇恒之府"的脑,实际上只具有解剖学"脑"概念的部分功能。那么,如果心包就是心脏的包膜,但解剖学上"心包膜"的病变在临床上一般不出现神志异常的表现,这和中医临床观察到的病变是不相吻合的。因此,认为心包络就是解剖上的心包膜,这是不符合临床实际的。

那么,心包应该是解剖上的什么器官呢?由于中医的"心"包括了解剖学上"脑"的大部分功能。所以古人所说的心包,实际上应该是指解剖学上的脑的被膜,这样在病理上就与临床实际相吻合了。

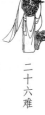

二十六难

【提要】本难讨论了十五络的具体组成。

【原文】二十六难曰:经有十二,络有十五,余三络者,是何等络也?

然:有阳络,有阴络,有脾之大络。阳络者,阳跷之络也;阴络者,阴跷之络也。故络有十五焉。

【语译】第二十六问:人体有十二条经脉,有十五条络脉,多余的三条络脉,是什么络脉呢?

答:多余的三条络脉,一是阳络,一是阴络,一是脾之大络。所谓阳络,是指阳跷脉的络脉;所谓阴络,是指阴跷脉的络脉。所以加上十二经脉分出的络脉,共有十五条络脉。

【按语】

1. 关于十五络脉

本难所论十五络与《灵枢》十五络稍有差异,阴跷络与阳跷络在《灵枢》中以督脉的长强和任脉的尾翳代之。目前中医界

所理解的十五络,都是以《灵枢·经脉》所载为依据。以下结合《灵枢·经脉》的内容,将十五络介绍如下:

1)十五络的命名 《灵枢》十五络的命名,分别以发出的腧穴名称作为络脉的名称。为方便记忆,兹将明代刘纯《医经小学》中十五络穴歌录于下,供读者参考:

人身络脉一十五,我今逐一从头举。手太阴络为列缺,手少阴络为通里,手厥阴络为内关,手太阳络支正是。手阳明络偏历当,手少阳络外关位。足太阳络号飞扬,足阳明络丰隆记,足少阳络为光明,足太阴络公孙记,足少阴络名大钟,足厥阴络蠡沟配。阳督之络号长强,阴任之络为尾翳。脾之大络为大包,十五络名君须记。

或者将各络脉名称取一字简记为:

手三阳经偏外支,手三阴经缺内通,足三阳经丰光飞,足三阴经公蠡钟,脾之大络鸠尾长,《难经》两跷稍不同。

2)络脉循行的特点 十二经脉的别络在四肢肘膝关节以下由本经络穴分出后,均走向其表里经脉,加强了阴阳表里经之间的联系;任脉的别络从鸠尾分出后,散布于腹部,沟通了腹部经气;督脉别络从长强分出后,散布于头部,左右别走足太阳经,沟通了背部的经气;脾之大络从大包分出,散布于胸胁,沟通了侧胸部的经气。

从分布部位上看,阳经之络脉,多行于头顶、体表等阳位;阴经之络脉,多入于体腔、脏腑等阴位。阳经络脉中,只有手少阳注胸中之阴位,足太阳缺具体的别行路线,其余皆由体表行至面颊、喉、项、肩臂、足跗等阳位。阴经络脉中,手太阴入鱼际、足厥阴至阴茎,都属体表的阴位,其余络脉则向内进入心、心包、肠胃。

从起止部位上看,阴阳经络脉的起止部位几乎皆在本经。如足厥阴之络"结于茎",手太阴之络"散入鱼际",手厥阴之络"包络心系"等,都是本经循行分布的代表性部位。

2.关于络病

1)十五络主病特点　经脉是干,络脉是支,经、络的相互交织,是气血流畅全身必不可少的条件。病邪侵犯经脉、络脉,必然会引起气血的紊乱,引起相应的临床表现。《难经》虽然没有论及络病,但在《灵枢·经脉》中却有相应的论述。如手太阴列缺络病变,实证则为手部腕侧锐骨和掌中发热,虚证为呵欠频作、小便失禁或频数。任脉尾翳络病变,实证为腹部皮肤疼痛,虚证为腹部皮肤瘙痒等。所论络脉之病候有以下几个特点:

(1)体现所属经脉的主病特点。如足阳明络脉"实则狂巅……"手阳明"实则龋……,虚则齿寒……"足厥阴络脉"睪肿卒疝"等,都是所属经脉的主治病证。其他如手足太阴络、手足太阳络、手心主络、足少阴络、脾之大络等,都有相似的特点。

(2)络脉本身所主病候。如手阳明络主"聋",手少阴络主"不能言",足少阳络"虚则痿躄,坐不能起",足阳明"虚则足不收、胫枯"等,并不见于所属经脉的主病。这些应视为络脉本身特有的病候。

(3)与络脉循行部位相关的病候。如足阳明丰隆络"下络喉嗌",所以病则可见"喉痹瘁瘖",足少阴大钟络"下外贯腰脊",所以病则可见"腰痛"等。

(4)体现表里经脉、脏腑的主病特点。如足太阴络所主之"霍乱",足少阴络所主之"闭癃",都是相表里的经脉、脏腑所主病候。

2)后世络病的含义　络病肇始于《内经》,发展于张仲景的《伤寒论》,集大成于清代叶天士之《临证指南医案》,此后辨络病被温热派医家广泛运用,吴鞠通、王孟英、丁甘仁、张聿清等多有发挥。民国初年医家陆士锷在所著的《医学南针》中甚至提出,仲景诸方多系经药,温热诸方多系络药,主张经病用经药,络病用络药,见解更是与众不同。现代中医也对络病十分重视,那么后世所论络病又有什么新的含义呢?

络脉除上述十五络外，再分支则为孙络，循行浮现于体表肌肤的为浮络、血络，潜行于人体深部三焦、膏肓、膜原、胸腹的为阳络、阴络，以及络脏属腑的肺络、肝络、脾络、胃络、肾络等。络脉内至于脏腑，外至于四肢肌腠、谿谷肉节，犹如网络，纵横交错，无所不至。《素问·调经论》说："先客于皮肤，传之于孙脉，孙脉满则传之于络脉"，所以后世所指的络病，并不仅仅局限于十五络的疾病，而是指病邪侵犯包括十五络、孙络、浮络等络脉发生的病变。如《金匮要略》所说的："邪在于络，肌肤不仁"。

清代叶天士认为"经主气""络主血"，而气血疾病先后的规律多为"气先病，血后病"，因此提出了"初为气结在经，久则血伤入络"的观点，用于指导临床上一些久治难愈的疾病，如癥瘕、积聚、疟母、内疝、顽痛等。正因为络病是由于外感或内伤的原因导致气血郁滞，积久沉痼于络脉中，导致络脉窒痹。由于邪不在表，也不在里，所以对于络病的治疗，单纯发表、攻里及扶正祛邪皆非其治，而应该采用通络之法。叶天士提出了两类方法，一类是以旋覆花汤加归须、桃仁、柏子仁等的辛润通络法，另一类是以蜣螂、蜂房、山甲、地龙、全蝎等虫蚁为主的虫类通络法。可见叶氏所提出的络病，已经没有局限在十五络病的范围内，而是借用了这个名词，来表述这种深层次的气血病变。

目前中医认为，络脉系统是维持机体内稳态的功能性网络，络病是以络脉阻滞为特征的一类疾病，邪入络脉标志着疾病的发展和深化，络病基本的病机是虚滞、瘀阻、毒损络脉。"虚"是指正气虚损、正不胜邪的一种病理状态；"瘀"是指血液瘀滞不畅，凝阻于络脉内导致的临床病证；"毒"泛指对机体有不利影响的物质。络病具有发病部位广泛、不易传变、多为有形之积滞，以及阳络易为热邪所伤而致出血、久病则渐入下焦阴络留伏等特点。临床上表现为：①温病中表现为斑疹、湿热痹证、白睛赤脉等；②杂病中表现为皮肤麻痹、顽痛、癥瘕、积聚等，且多为久病、重症、怪症、难症。

二十七难

【提要】本难论述了奇经八脉的概念，以及不随十二经脉循环流注的原因。

【原文】二十七难曰：脉有奇经[1]八脉者，不拘[2]于十二经，何谓也？

然：有阳维，有阴维，有阳跷，有阴跷，有冲，有督，有任，有带之脉。凡此八脉者，皆不拘于经，故曰奇经八脉也。

经有十二，络有十五，凡二十七气，相随上下，何独不拘于经也？

然：圣人图设沟渠，通利水道，以备不然[3]，天雨降下，沟渠溢满，当此之时，霶霈妄行[4]，圣人不能复图也。此络脉满溢，诸经不能复拘也。

【注释】[1]奇经：奇(qí)，异常、特殊的意思。由于八脉既不直属脏腑，又无表里配合关系，除任、督二脉外，均无所属专穴，与十二经不同，所以称为奇经。[2]拘：束缚、限制的意思。[3]不然：这里有不测的意思。[4]霶霈(pāng pèi，音乓配)：同滂沛，大水涌流的样子。

【语译】第二十七问：经脉中有奇经八脉，不属于十二经脉的范围，这是什么道理呢？

答:经脉中的阳维脉、阴维脉、阳跷脉、阴跷脉、冲脉、督脉、任脉、带脉,总共八脉,都不在十二经的范围内,所以称为奇经八脉。

问:十二经脉,十五络脉,这些经络的脉气,是相互顺接运行于周身上下的,为什么唯独奇经不属于十二经脉范围之内呢?

答:比如古代圣人计划开掘沟渠,疏通水道,是为了防备意料不到的水灾。假如天降大雨,就会使沟渠内的水溢出沟渠外,泛滥妄行。在这个时候,圣人也不可能有更好的办法来堵住水外流。这好像络脉盈满流溢,奇经八脉就是把正经络脉满溢的气血蓄积起来,所以它并不随同十二经脉流注,它的循环也就不限制在各经脉的循行通路上了。

【按语】

1. 首先提出"奇经八脉"的名称

本难对《内经》中有关奇经八脉理论进行了一次总结,首次明确地提出了"奇经八脉"的概念。其中"奇"字从历代注释来看,其义有三:

(1)奇与正、常互为反义词,异常、特殊的意思,奇读作 qí。经脉有十二经,为正经,为常脉,八脉为奇经则在情理之中。此外,内经脏象有奇恒之腑(脑、髓、骨、脉、胆、女子胞),所以经脉也有奇恒之经。奇恒,即有异常之义。考诸八脉既不直属脏腑,又无表里配合关系,除任、督二脉外,均无所属专穴,与十二正经相比,自是有所不同。

(2)奇与偶互为反义词,单数、单独的意思,奇读作 jī。认为八脉不象十二经脉各有对偶,即不具有十二正经的阴阳相配、表里相配的特点,而是从旁道单独循行。如中医名词"奇方",是指药味合于单数或单味药的方剂,奇就读作 jī。

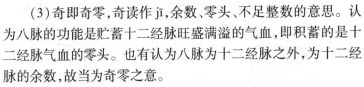

（3）奇即奇零,奇读作jī,余数、零头、不足整数的意思。认为八脉的功能是贮蓄十二经脉旺盛满溢的气血,即积蓄的是十二经脉气血的零头。也有认为八脉为十二经脉之外,为十二经脉的余数,故当为奇零之意。

从上三种注释来看,由于八脉中有阴阳两跷、阴阳两维,若说八脉无偶,则显偏颇,故第2种含义不可取。第1、3两种,似乎都有道理,我们认为第1种含义更为恰当,更合乎人们的习惯。

2.八脉名称的含义

八脉命名与十二经不同,其各自含义是:"督",义同都(dū),有统率、总督的含义,督脉为阳脉之都纲,运行于头项背后的正中线,能够总督一身的阳经;"任",有总任、担任、妊养的含义,运行于颈喉胸腹的正中线,能够总任一身的阴经,为人之生养之本;"冲"有冲要、要道的含义,其脉自下而上,位当十二经脉的关要处,为总领诸经气血的要冲;"带"有约束的含义,带脉横行于季胁之下,绕身一周,犹如束带;"跷"有足跟和轻健矫捷的意思,两跷均起始于足跟中,自内踝上行的为阴跷,自外踝上行的为阳跷,共同主持人体的运动功能,同时又都上行至目内眦而司眼睑的开合;"维"有维系、维络的含义,联络于诸阴经之间的称阴维,联络于诸阳经之间的称阳维。

二十八难

【提要】本难论述了奇经八脉的起止及循行路线,指出奇经八脉对十二经脉的气血具有调节作用。

【原文】二十八难曰:其奇经八脉者,既不拘于十二经,皆何起何继[1]也?

然:督脉者,起于下极之俞[2],并于脊里[3],上至风府[4],入属[5]于脑。

任脉者,起于中极[6]之下,以上毛际,循腹里,上关元[7],至咽喉。

冲脉者,起于气冲[8],并足阳明之经,夹齐[9]上行,至胸中而散也。

带脉者,起于季胁[10],回身一周。

阳跷脉者,起于跟中,循外踝上行,入风池[11]。

阴跷脉者,亦起于跟中,循内踝上行,至咽喉,交贯[12]冲脉。

阳维、阴维者,维络于身,溢畜[13]不能环流灌溉诸经者也。故阳维起于诸阳会也,阴维起于诸阴交也。

比于圣人图设沟渠,沟渠满溢,流于深湖,故圣人不能拘通也。而人脉隆盛,入于八脉而不环周[14],故十二经亦不能拘之。其受邪气,畜则肿热,砭射之也[15]。

【注释】[1]何起何继:起,起始。继,连续、连接。[2]下极之俞:下极,指躯干的最下部。下极之俞,指前后阴之间的会阴穴。[3]脊里:脊柱的内部。[4]风府:穴位名,属督脉。在后发际正中直上1寸,枕骨与第1颈椎之间,两侧斜方肌之间的凹陷中。[5]属(zhǔ,音嘱):连接的意思。[6]中极:穴位名,属任脉,位于前正中线,脐下4寸。[7]关元:穴位名,属任脉,位于前正中线,脐下3寸。[8]气冲:穴名,一名气街,属足阳明胃经,在腹正中线旁开2寸,脐下5寸处。[9]齐:同"脐"。[10]季胁:胁的下缘最短的肋骨处,即胁下软肋的部分。[11]风池:穴名,属足少阳胆经,在项后枕骨下两侧凹陷处。[12]交贯:交会贯通的意思。[13]溢畜:溢,满、充满。畜,通"蓄",聚、蓄积的意思。溢畜,满蓄的意思。[14]不环周:指不再进入十二经脉循环。[15]砭射之也:砭,砭石,远古时代用于针刺及外科治疗的工具,如石针、石片等。射,这里引申为用砭石刺入人身的腧穴。

【语译】第二十八问:前面谈到的奇经八脉,既然不受十二经的约束,那么它们的循行是从哪里开始,又经过哪里和到达哪里呢?

答:督脉是起于躯干最下端的会阴穴,沿着脊柱的里面,上行到达风府穴,进入脑部。

任脉是起于中极穴的下面,向上经过阴毛处,沿着腹部深处再上行经过关元穴,到达咽喉。

冲脉起于气冲穴,会合于足阳明经,挟脐两旁上行,到达胸部就分散了。

带脉,起于胁下的软肋部,环绕腰腹一周。

阳跷脉,起于足跟之中,沿着外踝向大腿外侧上行,进入项上部的风池穴。

阴跷脉,也起于足跟之中,沿着内踝向大腿内侧上行,到达咽喉部,和冲脉交会贯通。

阳维和阴维脉,维系、联络着周身的经脉,满蓄着气血,而不随十二经循环周流。所以阳维脉起于诸阳经交会之处的金门穴,阴维脉起于诸阴经交会之处的筑宾穴。

以圣人设计沟渠来打比方,当沟渠里的水量充满外溢,就会流入深湖之中,所以圣人也不能阻止水的满溢旁通。而当人体经脉里的气血充盛的时候,就会进入奇经八脉而不再随十二经脉循环,所以十二经脉也不能限制满溢的气血外流。如果奇经八脉受到病邪的侵袭,蓄积于内就会发生发热、肿胀,可以用砭石刺穴进行治疗。

【按语】

1. 奇经八脉的循行

本难对奇经八脉的起止及循行路线的论述,与《内经》稍有出入,而且更显简明,是一次概括和总结。后世医家,对此多有论述,尤以明代李时珍的《奇经八脉考》更是系统地对奇经八脉作了论述,如对带脉的论述,本难仅用了"起于季胁,回身一周"八个字,对很多细节难以确知,而在《奇经八脉考》中就比较详细:"带脉者,起于季胁足厥阴之章门穴,同足少阳循带脉穴,围身一周,如束带然。"兹结合现在的研究,将奇经八脉的循行简述如下:

(1)督脉:一主干,三分支。

主干:起于小腹内,出于会阴部,沿脊柱内上行,到项后风府穴进入脑内,联络于脑,再回出上行至头顶,沿前额正中线到鼻柱下方,至龈交穴止。

下后分支:与冲、任二脉同起于胞中,出于会阴部,在尾骶部骨端与足少阴肾经在大腿内侧的主干以及足太阳膀胱经相会合,一同进入脊内,内入与肾脏联络。

前分支:从小腹内直上穿过脐窝,向上循行经过心脏,在咽喉部与任脉和冲脉相会合,向上至下颌部,环绕口唇,至两目下中央。

上后分支:与足太阳膀胱经同起于目内眦,上行至前额,交会于巅顶,入络于脑,再别出下项,沿肩胛骨内、脊柱两旁,到达腰中,进入脊柱两侧的肌肉,内入与肾脏相联络。

(2)任脉:一主干,一分支。

主干:起于小腹部中极穴下面,沿胸腹正中线直上至咽喉,再上达面颊,沿颜面循行,进入目中。

后分支:由胞中进入脊柱,沿背部正中循行。

(3)冲脉:一主干,四分支。

主干:起于小腹内部,浅出于气冲穴,与足少阴肾经并行而上,经过脐的旁边,抵达胸中,而弥漫分布。

颃颡支:自胸中分散后,散支汇合上行到达咽喉上部和后鼻道。

足主支:起于肾脏之下,浅出于气冲穴,沿着大腿内侧,进入腘窝中,经过胫骨内侧,绕内踝后面,进入足底。

足次支:从胫骨内侧斜入内踝,到足背上,循行于足大趾。

后分支:起于小腹,向后进入脊柱,循行于背部。

(4)带脉:起于季肋部的下方,横绕腰腹周围,前平脐,后平十四椎。

(5)阴阳跷脉

阴跷脉:起于内踝下照海穴处,沿内踝后直上下肢内侧,经前阴,沿腹、胸过缺盆,出行于人迎穴之前,经鼻旁,到目内眦,与手足太阳经、阳跷脉会合。

阳跷脉:起于外踝下申脉穴处,沿外踝后上行,经腹部,沿胸部后外侧,经肩部、颈外侧,上挟口角,到达目内眦,与手足太阳经、阴跷脉会合,再上行进入发际,向下到达耳后,与足少阳胆经会于项后。

(6)阴阳维脉

阴维脉:起于小腿内侧足三阴经交会之处,沿下肢内侧上行,至腹部,与足太阴脾经同行,到胁部,与足厥阴肝经相合,然后上行至咽喉,与任脉相会。

阳维脉:起于外踝下,与足少阳胆经并行,沿下肢外侧向上,经躯干部后外侧,从腋后上肩,经颈部、耳后,前行到额部,分布于头侧及项后,与督脉会合。

2.奇经八脉的功能

奇经八脉在经络系统中占有极为重要的位置,其重要性并不在十二正经之下,故明代李时珍在谈到奇经八脉时说:"医不知此,罔探病机;仙不知此,难安炉鼎。"以下将奇经八脉的作用概括如下:

(1)沟通、联系经络,为十二经之桥梁:奇经八脉不仅多数由十二经分出,而且在其循行过程中,总会与其他各经互相交会,加强了十二经脉、经别、络脉之间的联系。如八脉交会穴,就是奇经八脉与十二经脉经气相通的八个穴位。

(2)督导、主宰诸经,为十二经之统率:奇经八脉对性质、作用相似的经脉具有统率作用。如督脉与六阳经均有联系,能督领阳经,被称为阳脉之海;任脉与六阴经均有联系,为阴经总任,被称为阴脉之海;冲脉与足少阴肾经、足阳明胃经偕行,统领先天之原气与后天之谷气,被称为经脉之海;带脉,横向循行,能约束诸经经气;阳跷主一身左右之阳经,阴跷主一身左右之阴经;阳维主一身在表之经,阴维主一身在里之经。可见奇经八脉的层次比十二经脉更高。

(3)蓄积、调节气血,为十二经之后备:十二经脉犹如"沟渠"、"江河",奇经八脉犹如"池塘"、"深湖",当十二经脉气血旺盛满溢于外,则奇经八脉能加以蓄积;当人体功能活动需要时,蓄积在奇经八脉里的气血又可以渗灌入十二经脉加以供应。十二经脉为人体之常备,气血失常则疾病渐生;奇经八脉为人体之后备,蓄溢失常则病痼难瘳。可见,奇经八脉在气血的蓄积和渗灌调节方面,有非常重要的作用。

二十九难

【提要】本难论述了奇经八脉病变时所表现的主要症状。

【原文】二十九难曰:奇经之为病何如?

然:阳维维[1]于阳,阴维维于阴,阴阳不能自相维,则怅然失志[2],溶溶[3]不能自收持。阴跷为病,阳缓而阴急;阳跷为病,阴缓而阳急;冲之为病,逆气而里急。督之为病,脊强而厥。任之为病,其内苦结,男子为七疝[4],女子为瘕聚[5]。带之为病,腹满,腰溶溶[3]若坐水中。阳维为病苦寒热,阴维为病苦心痛[6]。此奇经八脉之为病也。

【注释】[1]维:系、连结、联系的意思。[2]怅然失志:怅然,神思恍惚的样子。失志,即失意。怅然失志,失意、不痛快的样子。[3]溶溶:宽缓、缓慢的样子。此处"溶溶不能自收持"中的"溶溶",是指倦怠乏力的样子。后面"腰溶溶",是指腰部宽缓无力的样子。[4]七疝:病名,七种疝病的合称。《儒门事亲》指寒疝、水疝、筋疝、血疝、气疝、狐疝、疒颓疝。[5]瘕聚:以腹部出现聚散无常、推移可动的包块为主的疾病。瘕,假借他物而成形,推移可动。聚,积聚,痛无常处,留止不定。[6]阳维为病苦寒热,阴维为病苦心痛:《难经校注》认为这句话应当在"溶溶不能自收持"后面。

【语译】第二十九问:奇经八脉所发生的病变是怎样的?

答:阳维脉联系着全身的阳经,阴维脉联系着全身的阴经,阴维脉和阳维脉不能起到相互联系的作用,就会使人神思恍惚,闷闷不乐,倦怠乏力,动作不能自主。如果阳维脉单独发病,则表现为怕冷发热;阴维脉单独发病,则表现为心痛。阴跷脉的病变,会在属阳的外侧表现弛缓,属阴的内侧表现拘急。阳跷脉的病变,会在属阳的外侧表现拘急,属阴的内侧表现弛缓。冲脉的病变,会使气逆上冲,而感觉到腹内拘急。督脉的病变表现为脊柱强直,甚至发生昏厥。任脉的病变表现为腹内多有气结不舒的症状,而男性可发生七种疝气,女性可发生瘕聚病。带脉的病变,腹部胀满,腰部宽缓无力,好像坐在冷水中。这就是奇经八脉病变的情况。

【按语】

1.奇经八脉的病候

本难所论述的奇经八脉的主要病变,与《内经》所论述的内容有所差异。如《灵枢·大惑论》所述阴阳跷与病后失眠、目闭有一定的关系,但本难并没有提到。又如,督脉为病,在《素问·骨空论》中为"脊强反折",而本难去掉了"反折",而增加了"厥"。可见,本难对奇经八脉病变的认识,并不是完全照搬《内经》的内容,而是掺合了自己独到的见解。兹将奇经八脉的病变概括如表6:

表6　奇经八脉病理变化特点及意义

奇经八脉	《难经》所载病候	后世医家补充病候	小结
督脉	脊强而厥	头眩、风痫实则脊强,虚则头重等	主一身之阳经受病
任脉	其内苦结,男子为七疝,女子为瘕聚	白带、月经不调、不育、小便不利、遗尿、遗精、阴中痛等	主前阴诸病
冲脉	逆气而里急	月经不调、不孕、不育、漏胎、小产、髭须不生等	主胸腹逆气及妊产胎育疾病
带脉	腹满,腰溶溶如坐水中	足痿、带下、月经不调等	主腰腹疾病及妇科疾病
阴维脉	苦心痛,溶溶不能自收持	胃痛、胸腹痛等	主病在里,亦主阴液消亡
阳维脉	苦寒热,怅然失志	腰痛等	主病在表,亦主真阳耗散
阴跷脉	阳缓而阴急	癃闭、肢体运动功能障碍等	主阴脉中气机运行障碍病症
阳跷脉	阴缓而阳急	癫狂、目疾、不眠肢体运动功能障碍等	主阳脉中气机运行障碍病症

2.后世对奇经八脉理论的运用和发挥

奇经八脉理论自《内》《难》提出以后,历代医家都在此基础上不断发挥。东汉末年名医张仲景,在其著作《伤寒论》和《金匮要略》中,率先论述了有关奇经八脉为病的辨证论治。如对督脉病变表现的"脊强",认为是"五痉之总名,其证卒口噤,背反张而瘈疭,诸药不已,可灸身柱、大椎、陶道穴。"对冲脉病表现的"逆气里急",立奔豚汤,开拓了对冲气上逆的治法。对由于冲任脉虚、阴气不守所致妇女经水淋漓,及妊娠产后下血不止、妊娠腹中痛者,用胶艾汤治疗等。张仲景通过临床实践,开始应用奇经八脉理论指导方药施治。

其后元代滑伯仁《十四经发挥》与明代李时珍《奇经八脉考》系统总结了奇经八脉理论,强调了奇经八脉理论对于诊病和练功的重要性。由于这两本书有较大影响,因此使人们对奇经八脉在人体中的重要功能有了新的认识。

到清代,奇经八脉理论开始广泛运用于内科、妇科等疑难杂症的治疗。在这方面有突出贡献者,当首推叶天士。叶氏认为奇经病变与肝肾脾胃关系最为密切,因为奇经既依赖于肝血肾精的滋养,同时又依赖于脾胃水谷精微的涵养。所以病可出现于肝肾脾胃,此为常,再深一层则会波及奇经八脉,此为变。普通医生往往只想得到肝肾脾胃的疾病,想不到奇经的病变,以致有些疾病失治或误治,叶氏对此颇为感叹:"只知治肝治肾,不知有治八脉之妙。"所以叶氏在临证时,对于表现为肝肾脾胃证候的痼疾,善于抓住奇经病变的蛛丝马迹,审时度势,知常达变,不治肝肾脾胃,而治奇经,多获良效。至于奇经病的治疗,认为奇经病分虚实,总在调和气血,而其要在于"通"。所以对于奇经实证,每用苦辛芳香之品来宣通,如小茴香、桂枝、葱管、香附、琥珀末、泽兰、当归、鹿角、鹿角霜、回生丹、交加散等。对于奇经虚证,每用辛甘温补,佐以流通脉络性质的药物,如青囊丸、乌贼鱼骨丸、当归生姜羊肉汤等,其中尤其强调用血肉有情之品进行填补,如温理奇阳用鹿角胶、羊肉、雄羊内肾、乌鸡骨、动物骨髓等,静摄奇阴用龟板、阿胶、紫河车、人乳粉、淡菜等。

清代医家严洁等在《得配本草》一书中系统总结了奇经八脉的用药,录之于下,以供读者参考。

督脉用药:附子、苍耳子、细辛、羊脊骨、鹿角霜、鹿角胶、藁本、杞子、肉桂、鹿衔草、黄芪。

任脉、冲脉用药:龟板、王不留行、巴戟天、香附、川芎、鳖甲、木香、当归、白术、槟榔、苍术、吴茱萸、杞子、丹参、甘草、鹿衔草。

带脉用药:当归、白芍、川断、龙骨、艾、升麻、五味。

阴阳跷脉用药:肉桂、防己、穿山甲、虎骨。

阳维用药:桂枝、白芍、黄芪。

阴维用药:当归、川芎。

目前临床上对奇经八脉的病变理论,用得较多的是冲、任、督、带脉。如对妇科月经病,多用"调理冲任"、"温养任督"之法;对寒湿凝滞带脉的腰痛,多沿用仲景之法选干姜苓术汤治疗;对一些久虚疾病,采用温养奇经的方法等。而对阴阳维、阴阳跷的相关理论,临床上几乎没有运用。这是由于奇经八脉理论虽经历代发展,但仍然不十分成熟,如奇经八脉中除了任督二经有自己的腧穴外,其余六经均无自己的腧穴,只有与十二经脉的交会穴;另外一个很重要的原因是,奇经八脉病变易与肝肾病变混淆,对二者病变之间的界限尚不十分明确,同时也没有针对奇经病变十分成熟的针灸处方或中药处方。

三十难

【提要】本难论述了营卫之气的来源和循行。

【原文】三十难曰:荣气之行,常与卫气相随不[1]?

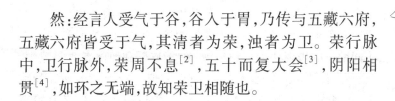

　　然:经言人受气于谷,谷入于胃,乃传与五藏六府,五藏六府皆受于气,其清者为荣,浊者为卫。荣行脉中,卫行脉外,荣周不息[2],五十而复大会[3],阴阳相贯[4],如环之无端,故知荣卫相随也。

　　【注释】[1]不:同"否"。[2]荣周不息:荣,同"营",围绕的意思。指营卫之气一刻不停地循环周流。[3]五十而复大会:五十指荣卫之气在昼夜中各运行50周次。大会,是指荣行脉中,卫行脉外,两者虽然分道而行,但经过50周次后,再总的会合一次。[4]阴阳相贯:荣为阴,卫为阳。贯,穿连、连通、贯通的意思。

　　【语译】第三十问:营气的循行,常常和卫气相伴随而行吗?
　　答:医经上说,人体是通过饮食水谷来获得精微之气的。饮食水谷进入胃中,通过消化后形成精微物质,输送到五脏六腑,因而五脏六腑都可以受到精微之气的滋养。精微物质中轻清的称为营气,重浊的称为卫气。营气流行在脉中,卫气运转在脉外,营卫之气一刻不停地循环周流,一天一夜各循环五十周次后,再总的会合一次,这样营卫之间相互贯通,就好像圆环没有端口一样地环流,所以知道营卫之气是相互伴随循行的。

　　【按语】本难明确地指出营卫之气来源于水谷精微,其轻清者称为营气,重浊者称为卫气,因为《素问·痹论篇》有"荣者,水谷之精气也"、"卫者,水谷之悍气也"的说法,所以一般认为清、浊是指两者在性质上有所不同,即清有柔和之意而属阴,故营有"营阴"之称;浊有刚悍之意而属阳,故卫有"卫阳"之称。也就是说,营和卫分别具有阴柔和阳刚的特性,而各自担负起营养人体和防御疾病的职责,是维持人体正常生命活动的重要物质。

关于营卫的实质，目前有人①提出"经络的低流阻通道假说"，该假说认为营卫就是人体组织液，而营和卫则是组织液在不同部位的表现，"卫气组织液"位于皮肤和肌肉表浅间隙中，"营气"组织液位于比较深部的筋骨间隙、关节腔以及脏腑间隙中，两者都有营养的功能。卫气还特指组织液中较为稀薄（轻）、黏度较小（滑）、运动速度快（疾）、可以传递静水压（剽悍）及"见开而出"的水液成分，这部分水液可以变成汗而逸出，即"汗属卫，以阳为表"，由于水液主要由肾脏重吸收，符合卫气源于下焦的理论。

从组织液的生成来看，人体的饮食在胃和十二指肠中消化成小颗粒的分子，一部分蛋白质通过小肠的毛细血管直接进入血液循环，另一部分脂质颗粒和营养性物质通过组织间隙进入淋巴系统，从胸导管上升到肺，在颈静脉处进入血液循环，形成血，血液出于毛细血管进入组织间隙后成为组织液。而《内经》《难经》的认识是：营卫来源于水谷，经脾胃升清于肺，而散布于全身。这一过程古今的描述极为近似。

把组织液称为"气"是很贴切的，因为组织液很少以成团的液体形式存在于组织间隙中，它一部分与组织间质中固体成分结合成凝胶态物质，另一部分以非常小体积的液体形式存在于组织间隙中的微小通道里，这种通道直径在几十个纳米，通常是互相连通的，从毛细血管伸向组织中。这些组织液的体积都十分小，以至于接近水蒸气的存在形式，所以被描述为"如雾露之溉"。

组织液来自于血液，符合"血为气之母"的相生关系。组织液又可作为血的先导直接与细胞交换物质，符合"气为血之帅"的功能关系。组织液同时可以直接进入静脉和通过淋巴系统回到血液循环中去，符合气血相互转化的关系。

---

① 张维波.经络是什么.北京:中国科学技术出版社,1997.

对"营行脉中,卫行脉外"一语,历来颇有争议,如明代名医徐灵胎解释为:"其清者为营,浊者为卫,荣在脉中,卫在脉外是也,合言则营卫在其中矣。"近代名医张山雷对此也觉不可思议:"二者之行,遍于全身,原如鱼之与水,影之与形,恒无须臾可以相离之理……果其脉中无气,将何以运行而周流不息?"那么,按照"经络的低流阻通道假说"的认识,血液运行在血脉之中,营卫之气运行在经络之中,组织深部为较大的经遂,组织浅部为经遂外的经脉线,分言之,营行经遂中,卫行经遂外,合言之实际都在经脉中。

该理论较成功地解释了有关营卫的一些中医理论,可供参考。

三十一难

【提要】本难论述了三焦的部位、功能和主治三焦病变的穴位。

【原文】三十一难曰:三焦者何禀,何生[1]?何始,何终?其治[2]常在何许[3]?可晓以不?

然:三焦者,水谷之道路,气之所终始也。上焦者,在心下,下膈,在胃上口,主内[4]而不出。其治在膻中,玉堂下一寸六分,直[5]两乳间陷者是。中焦者,在胃中脘,不上不下,主腐熟水谷。其治在齐旁。下焦者,在齐下,当膀胱上口,主分别清浊,主出而不内,以传导也,其治在齐下一寸。故名曰三焦。其府[6]在气街。一本曰冲。

【注释】[1]何禀,何生:禀,受、承受的意思。生,《难经校注》认为当为"主",乃形近而误。[2]治:治疗、施治。这里指针刺治疗的穴位。[3]何许:许,处所的意思。何许即何处。[4]内:通"纳"。[5]直:遇到、面对的意思。[6]府:聚、汇聚的意思。这里指气聚的处所。

【语译】第三十一问:三焦接受什么物质,主管什么职责?它的部位从哪里开始,到哪里结束?治疗三焦病变的穴位在什么地方?可以清楚地告诉我吗?

答:人体的三焦是水谷等食物出入、消化、吸收的通道,也是人体气机活动的终始。上焦的位置,起于心下,向下通过膈,止于胃的上口,主要功能是受纳食物而不向上排出。它的针治部位在膻中,膻中穴位于玉堂穴下一寸六分,正好在两乳头之间的凹陷处。中焦的位置,在胃的中脘,不偏上也不偏下,主要功能是消化饮食物。它的针治部位在脐的两旁。下焦的位置,从脐下开始,止于膀胱上口,主要功能是分别清浊,专主排出而不纳入,故有传导的功能,它的针治部位在脐下一寸。所以上、中、下三部合称为三焦,三焦之气汇聚在气街的部位。也有书把气街作气冲。

【按语】

1. 什么是三焦?

三焦的概念最早见于《灵枢·营卫生会》,但《灵枢》并没有明确指出上、中、下三焦的分界,本难则将三焦的具体分部作了说明,即上焦"在心下,下膈,在胃上口";中焦"在胃中脘";下焦"在脐下,当膀胱上口"。可见本难所述三焦部位,仅限于胸腹,甚至只限于胃肠系统。同时把胃肠的功能分属三焦,即上焦主受纳,中焦主腐熟水谷,下焦主二便排出。

考"焦"本为会意字,金文字形上面是"隹"(zhuī),是短尾鸟的意思,下面是"火",意思是把鸟放在火上烤,即本义为物经火烧而变黄或成炭。而食物之所以能受纳,之所以能腐熟、消化,之所以能转化为秽浊并通过二便排泄,全靠人身的元气元阳,无火不纳,无火不熟,无火不化,无火不排,所以以"焦"名之,其道理正在于此。

现在认为三焦为六腑之一,是脏腑之间和脏腑内部的间隙相互沟通所形成的通道,其中运行着元气和津液。分而言之,三焦又可分为上、中、下三部,一般将膈以上的胸部,包括心肺两脏,以及头面部称作上焦;将膈以下、脐以上的胃脘部,包括脾、胃,作为中焦;将脐以下腹部,包括肝、肾、膀胱等脏腑,作为下焦。

2. 三焦有形还是无形?

三焦有形无形,历来是后世医家争论的焦点,而其中主要是对"形"的理解有所不同,我们认为"形",并非形体、实体的含义,而是"分界"的意思(参第25难讨论"心包与三焦为表里,俱有名而无形"),这样所有问题便可迎刃而解。考中医理论中有五脏六腑、四肢、胸、腹、背、腰等概念,但没有概括胸腔、腹腔及躯干腔壁的这样一个概念,古人也有粗略的解剖知识,很难想象会不给这样一个大的部位命名,根据本难对三焦的描述,可以认为这个概念正是"三焦"。

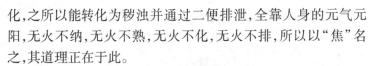

三十二难

【提要】本难讨论了心肺的部位和营卫气血的关系。

【原文】三十二难曰:五藏俱等[1],而心肺独在膈上者,何也?

然:心者血,肺者气。血为荣,气为卫,相随上下,谓之荣卫,通行经络,营周于外,故令心肺在膈上也。

【注释】[1]等：相同、一样的意思。

【语译】第三十二问：五脏都是相等同的，而只有心肺的位置在膈以上，这是什么道理呢？

答：心脏主血液的运行，肺脏主一身之气。血有营养的作用，气有抵御外邪的功能，两者相伴循行全身上下，所以称为荣卫。它们通行在经络之中，周流于躯体之外，所以心脏和肺脏都在膈膜的上面。

【按语】本难通过对"心主血，血能营养全身；肺主气，气能抵御外邪"的论述，从而回答了"五脏都一样，为什么只有心肺的位置在膈上？"的问题。这种回答虽然不够充分，但是作者还是认识到了脏腑的位置与功能密切相关，如在第35难有进一步的论述："经言心荣肺卫，通行阳气，故居在上。大肠、小肠传阴气而下，故居在下。"这种论述是客观的。此外，本难虽然只论述了脏腑的位置，但可以类推脏腑的形态、结构等也是与各自的功能密切相关的。

现代生物学也认为，生物体的形态与功能是互相适应，又互相影响的。从个体的形态结构来看，一定的器官构造表现一定的功能，如眼睛看物，耳朵听音，其形态结构都适应于保证视觉和听觉功能的实现。再从种系发生来看，则是在长期演化中机体各部分生理的分工导致形态的分化。如鱼的胸腹鳍和四足动物的四肢，以及人的上下肢都是同源器官，由鱼鳍演化成四肢是动物上陆以后爬行的结果。四肢的结构基本相同，但由于前后肢的分工不同，构造又有所区别，两足直立的人，由于上下肢的分工，更有了进一步的变化，这些形态演化都是与生理功能相统一的。即使在现存生物体，功能的改变也可引起相应的形态变化。如加强锻炼可使肌肉发达，长期卧床可使肌肉萎缩、骨质疏松，儿童时代的不正确坐立姿势或负重劳动，可引起脊柱畸形等。从功能影响器官位置、形态结构这一点上看,古今的认识应该是一致的。

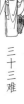

三十三难

【提要】本难用五行理论解释了肝属木而反沉,肝熟复浮;肺属金而反浮,肺熟复沉的现象。

【原文】三十三难曰:肝青象木,肺白象金。肝得水而沉,木得水而浮;肺得水而浮,金得水而沉。其意何也?

然:肝者,非为纯木[1]也。乙角[2]也,庚之柔[3]。大言阴与阳,小言夫与妇[4]。释其微阳,而吸其微阴[5]之气,其意乐金,又行阴道多,故令肝得水而沉也。肺者,非为纯金[1]也。辛商[2]也,丙之柔[3]。大言阴与阳,小言夫与妇。释其微阴,婚而就火,其意乐火,又行阳道多,故令肺得水而浮也。

肺熟而复沉,肝熟而复浮[6]者,何也?故知辛当归庚,乙当归甲也。

【注释】[1]非为纯木、非为纯金:肝在五行中属木,但其与庚金相配,得金的微阴之气,所以说不是纯粹的木。肺在五行中属金,但其与丙火相配,得火的微阳之气,所以说不是纯粹的金。[2]乙角、辛商:天干有10个,其中甲、丙、戊、庚、壬属阳,分配胆、小肠、胃、大肠、膀胱五腑;乙、丁、己、辛、癸属阴,分配肝、心、脾、肺、肾五脏。五脏又配五音,即按序分配角、徵、宫、商、羽。肝脏在天干配乙,在五音配角,故有乙角之称。肺脏在天干配辛，在五音配商，故有辛商之称。[3]庚之柔、丙之柔：十天干按顺序每隔五位相配，即甲配己、乙配庚、丙配辛、丁配壬、戊配癸。其中属阳的为刚，属阴的为柔。乙庚相配，乙（肝）属阴为柔，所以称肝为庚（大肠）之柔。丙辛相配，辛（肺）属阴为柔，所以称肺为丙（小肠）之柔。[4]大言阴与阳，小言夫与妇：乙（肝）和庚（大肠）之间，辛（肺）和丙（小肠）之间，从大处而言有着阴阳相互配合的关系，从小处而言，如同夫妇配偶之间的关系。[5]释其微阳、吸其微阴：释，释放、解除的意思。吸，吸收的意思。春夏属阳，春为微阳，夏为盛阳；秋冬属阴，秋为微阴，冬为盛阴。五行在四季各有旺时，木应春，故肝木为微阳；金应秋，故肺金为微阴。[6]肺熟而复沉，肝熟而复浮：熟，煮熟、纯粹的意思。肺金得丙火之阳而浮，肝木得庚金之阴而沉。当煮熟时，肺肝之生机尽失，即阴阳不再相交而分离，结果各返其五行本性，则肺属金而沉，肝属木而浮。

【语译】第三十三问：肝脏在五色与青色相应，在五行与木相应；肺脏在五色与白色相应，在五行与金相应。但肝在水中则会下沉，木在水中却是上浮的；肺在水中则会上浮，金属在水却是下沉的。这里面的道理该怎样来解释呢？

答：肝，并不是单纯地只比象于五行中的木，在天干中属于阴性的乙，同时又配属于五音中的角音。乙木与阳性的庚金相配，庚是刚，乙则是柔，这种刚柔相配的关系，从大处而言，是阴与阳的相应，从小处而言，是如同夫妇一样的配偶关系。由于乙木与阳气未盛的春季相应，庚金与阴气未盛的秋季相应，乙庚相互配合，则乙木释放了它微弱的阳气，吸收了庚金中微弱的阴气，因此它的性质带有了金的一些特性。并且金旺于阴气逐渐隆盛的秋季，所以肝中阴多，下沉属阴，因此肝入水就下沉了。肺，并不是单纯地只比象于五行中的金，在天干中属于阴性的辛，同时又配属于五音中的商音。辛金与阳性的丙火相配，丙是刚，辛则是柔，这种刚柔相配的关系，从大处而言，是阴与阳的相应，从小处而言，是如同夫妇一样的配偶关系。由于辛金与阴气未盛的秋季相应，丙火与阳气隆盛的夏季相应，辛

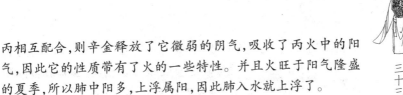

丙相互配合，则辛金释放了它微弱的阴气，吸收了丙火中的阳气，因此它的性质带有了火的一些特性。并且火旺于阳气隆盛的夏季，所以肺中阳多，上浮属阳，因此肺入水就上浮了。

肺煮熟后则由浮而下沉，肝煮熟后则由沉而上浮，这又是什么道理呢？这是因为肺肝煮熟后，阴阳不再相交，辛金与丙火相离，而归并于庚金，成为纯粹的金，恢复了金性下沉的本性；乙木与庚金相离，而归并于甲木，成为纯粹的木，恢复了木性上浮的本性。

【按语】

1.脏腑五行阴阳属性的复杂性

《难经》作者从日常生活中观察到，"木入水则浮，但肝属木而反沉，肝熟复浮；金入水则沉，肺属金而反浮，肺熟复沉"这一现象，按常理脏腑既然带有五行的属性，则应该与自然界相应的事物具有相似的性质，然而现在属木的脏下沉于水，属金的脏却反而上浮，确实令人难以理解，作者提出这一似乎可以动摇脏腑五行阴阳属性的问题，颇令读者耳目一新。

人体的五脏虽然归属于五行，但由于受到相互之间的交会、制约等影响，已不是纯粹的单行的特性，而带有其他行的一些性质。如本难所论述的肝非纯木，带有庚金的属阴的一些性质；肺非纯金，带有丙火的属阳的一些性质。本难虽然只列举了乙肝带金气、辛肺带火气的情况，但其他脏腑可依此类推，如丁心带水气，己脾带木气，癸肾带土气等。

由此可见，脏腑的五行、阴阳属性并非是简单地属某行，或单纯地属阴属阳，而是多行及阴、阳的复合体。应该说，这种认识是深入的，是符合实际的。提示在临床中运用脏腑五行、阴阳属性进行辨证论治时，不宜单纯化，而应该考虑到它的复杂性。

2.阴阳相交则生，阴阳相离则死

从本难所举脏器的相配可以看出，两者既有阴阳相偶、刚柔相济的特征,又有五行相克的特点。即既有支持,又有制约,这是保证五脏正常生理活动的重要条件。相反,如果五行间阴阳失交,如属阴的肝木与属阳的庚金相离,则木失所制,就会亢极而死。强调了阴阳相交则生、阴阳相离则死的观点。

三十四难

【提要】本难提出与五脏相应的五声、五色、五气、五味、五液以及七神。

【原文】三十四难曰:五藏各有声、色、臭[1]、味,可晓知以不?

然:《十变》[2]言,肝色青,其臭臊,其味酸,其声呼,其液泣[3]。心色赤,其臭焦,其味苦,其声言[4],其液汗。脾色黄,其臭香,其味甘,其声歌,其液涎。肺色白,其臭腥,其味辛,其声哭,其液涕。肾色黑,其臭腐,其味咸,其声呻,其液唾。是五藏声、色、臭、味也。

五藏有七神,各何所藏耶?

然:藏者,人之神气所舍藏[5]也。故肝藏魂,肺藏魄,心藏神,脾藏意与智,肾藏精与志也。

【注释】[1]臭(xiù,音秀):气味的意思。[2]《十变》:古代的医书名,现已无从考证。另外63难、64难也提到了该书。[3]泣:眼泪的意思。[4]言:言语的意思。[5]舍藏:舍,住宿的意思。舍藏,居藏的意思。

【语译】第三十四问：五脏各有它所主的声音、颜色、气味、味道、液体，可以清楚地告诉我吗？

答：《十变》上说，肝所主的颜色为青色，气味为臊气，味道为酸，声音为呼叫，液体为眼泪。心所主的颜色为红色，气味为焦气，味道为苦，声音为言语，液体为汗。脾所主的颜色为黄色，气味为香气，味道为甜，声音为歌唱，液体为涎液。肺所主的颜色为白色，气味为腥气，味道为辛，声音为哭泣，液体为涕液。肾所主的颜色为黑色，气味为腐气，味道为咸味，声音为呻吟，液体为唾液。这些就是五脏所主的声音、颜色、气味、味道和液体。

问：五脏中脏有七种神，每一脏中各自所藏的是哪一种神呢？

答：脏器，是人的神气所居藏的地方。所以五脏各有所藏，肝藏魂，肺藏魄，心藏神，脾藏意和智，肾藏精和志。

【按语】

1.中医"神明"观探讨

古人认为，心是"君主之官"，内有"神明"，是全身的统帅。从历代医籍的描述中，可以看出这种"神明"实际是一切思维活动，以及一切应激能力的总称。可是迄今为止，这一论断仍不能得到有力的证明。古人为何将"大脑"的高级中枢神经活动功能，基本上放到了"心脏"上呢？

这种认识应该说是来源于生活和工作的长期体验。如受惊恐则心跳不已，如受挫折则心情沮丧，境遇不佳则心情沉闷，事有所成则心情舒畅……心跳正常则生命活动尚在进行，心跳停止则是生命活动危急的标志。似乎一切与高级中枢神经活动有关的功能，都是从心显示出来的。于是生活中有关的许多习惯用语，也无不与"心"有关，如"动心"、"心想事成"、"居心何在"、"用心良苦"、"心里话"、"心疼"、"开心"等；病理上有

"心神不宁"、"痰迷心窍"、"热陷心包"等。此外，由于封建社会历来有"尊经"的传统，而《黄帝内经》作为一本经典著作，已明确比拟心是"君主之官，神明出焉"，因此一般不会轻易改动。

古人对大脑的功能并非完全没有认识，如《素问·脉要精微论》说："头者精明之府，头倾视深，精神将夺矣"。明代医家李时珍在《本草纲目》中也强调："脑为元神之府"，清代医家王清任更是明确地提出"灵机记忆在脑者，所听之声归于脑……所见之物归于脑……所闻香臭归于脑……"虽有认识，但是"脑"并未取代"心主神明"的地位。

实际上，最大的原因是因为中医学是以五脏系统为中心的医学，由于"脑"难以纳入五脏系统，因此被看作是"奇恒之府"，仔细分析历代文献对"脑"的论述，它所具有的功能只有听觉、视觉、嗅觉及部分思维、记忆等。用西医学的观点来看，只具有解剖学上"大脑"的部分功能。也就是说，中医的"心"，不仅包括解剖学上心脏的功能，还包括大脑高级中枢神经活动的大部分功能。

结合本难所提出的五脏分主七神的观点以及《内经》中的相关认识，可以看出中医认为人的精神、思想、意识活动，不完全是由某一个脏器完成的，而是由五脏共同配合完成的，准确地说，即是以心为首，肝、脾、肺、肾为辅的这样一个系统来完成的。

总之，中医学认为人的意识思维，由心所主，其功能受五脏调节，奇恒之官"脑"（中医）有听觉、视觉、嗅觉及部分思维、记忆等功能。解剖学意义上的"大脑"功能已分散到五脏及"脑"（中医）等器官。这一认识的不同是和各自的理论体系有关，中医学侧重于功能的概括，所谓五脏，虽然有粗略的解剖学基础，但主要还是人体生命活动所有功能的分类。西医学则侧重于形质，所论述的功能是具体形质的功能。因此看似矛盾，实际上应该是不矛盾的。

中医学对精神思维的这一认识,在临床中有重要的指导价值。如《宣明论方》以当归龙荟丸清肝泻火治疗狂乱谵语,这是从肝治;《济生方》中用归脾汤治疗脾虚不耐思考,这是从脾治;《丹溪心法》用大补丸治疗相火内扰之失眠,这是从肾治;《直指方》用养心汤治疗心血虚少,惊惕不宁,后世用来治疗癫证,这是从心治;有人用人参汤治疗"寐而见白人"(参第20难讨论2),这是从肺治。

　　2. 五脏系统调控观

　　本难与《素问·阴阳印象大论》等所讨论的正是中医脏象学说的重要内容。该学说以五脏为中心,将人体所表现的声音、颜色、气味、味道、液体等,归属于五脏,从而使人体构成了以五大功能系统为基础的统一整体;同时又将自然界的事物,分成五类,与人体五脏相比类,这样又构成了以五大系统为基础的人与自然的统一的和谐体。五大系统通过相互依存、相互制约的关系,达到一种自我平衡的生理稳态,来完成人的生命活动,其信息物质则是五脏产生的阴阳气血。当这种生理稳态失衡,则人就生病了;而中医治病,无非就是将人体病变的反应状态,调整为正常的生理状态。

　　气体的呼吸出入,饮食的消化吸收,血液的生成循环,水液的代谢运输,意识的思维活动等人体基本生命现象,虽由特定脏腑产生,但都受五脏系统整体的调节。这一现象早已为古人所注意,如《素问·咳论》就指出:"五脏六腑皆令人咳,非独肺也。"近年来中医与中西医结合研究表明,中医某脏的内容似乎涉及西医几乎所有的系统功能。如中医的"脾",其主运化功能与西医学消化、泌尿功能相关;其统血与血液、循环功能相关;脾为后天之本与内分泌、免疫功能相关;脾为生痰之源与呼吸系统相关;主四肢肌肉及脾藏意、在志为思则与神经肌肉疾病相关等。又如肾主藏精与内分泌、神经、免疫等功能相关;肾主水,藏命门之火,与泌尿、消化、循环系统相关等。这些事实充分说明,中医五脏系统是人体功能的一种分类,是功能调控系统,与西医学的形质功能是不同的理论体系,因此从相关的形质功能角度来加以研究,涉及面广,而且很难找到一定的规律。中医理论所论述的人体功能,不仅是由特定脏腑产生,而且还受其他脏腑的调节。

3. 五色理论探讨

五色与五脏相应,并受五脏调控,这就是五色理论的主要内容。这一理论,一直卓有成效地指导着临床辨证诊断和用药治疗。如李时珍在《本草纲目·十剂》中说:"故天地禀形,不离阴阳,形色自然,皆有法象……空青法木,色青而主肝;丹砂法火,色赤而主心;云母法金,色白而主肺;磁石法水,色黑而主肾;黄石脂法土,色黄而主脾。故触类而长之,莫不有自然之理。"有人研究发现,几乎所有红色的中药,在药理上都对心脏或血脉有一定的作用,与中医本草记载相吻合。又如临床上常根据病人面色,分析病变的器官,如面色黄,病在脾;面色黑,病在肾等。

近代心理学,把红黄蓝三种颜色称作原色,并且认为这三种原色有利于人体保持良好的心理状态。把红黄橙色称为暖色,把白青蓝绿等色称为冷色,而把灰色称为中间色。暖色容易使人产生兴奋激动的情感,冷色则象征安宁和幽静,中间色则更容易产生温柔平静的心情。现代医学实验表明:红色表示一种消耗体能的生理状态,能使血压升高,呼吸脉搏加快,肾上腺素分泌增加,它对于心脏和小肠部位的刺激较之其他脏器显得更为强烈;黄色同样也能使血压升高,呼吸脉搏加快,但程度上不如红色来得明显,它对于脾脏和胰腺的刺激显得更为强烈;蓝色能给中枢神经以沉静的效果,能使血压下降,呼吸脉搏等减慢,处于和谐的平衡状态,它对于肺和大肠的刺激较强;绿色则表示一种富有弹性、较为坚固的状态,对于肝脏和胆囊的刺激较强。还有些颜色具有某种特殊功能,如淡蓝色有助于病人退热，紫色可使孕妇感到安慰平静，浅黄绿色能抑制冲动，防止急躁，橘黄色和浅绿色可使心情保持愉快，能增强食欲和提高免疫力，起到防病抗病的效用，粉红色可以平息"雷霆之怒"，并使心跳减慢等。近现代的这些研究资料表明，颜色对人体功能的影响是肯定的，这与中医的认识是吻合的。至于其机理，有人认为色彩对于人体的影响是通过视觉刺激神经系统而产生的，而且对于自律神经系统作用尤强。

将五色理论用于临床治疗，称为"色彩疗法"。让病人通过眼观目睹各种有关颜色，从而产生刺激，以促进疾病和身心的康复。随着生活质量的不断提高，人们对保健和康复治疗的需求越来越强烈，中医五色理论也将会越来越受到重视。

三十五难

【提要】本难讨论了每一腑的功能，及其相配合的脏，以及可称为五色之肠的别名。指出相合的脏腑一般比较邻近，但心肺与大小肠相距较远，这是由于各自的功能决定的。

【原文】三十五难曰：五藏各有所，府皆相近，而心肺独去大肠、小肠远者，何谓也？

经言心荣肺卫，通行阳气，故居在上。大肠、小肠传阴气[1]而下，故居下，所以相去而远也。

又诸府者，皆阳也，清净之处。今大肠、小肠、胃与膀胱皆受不净[2]，其意何也？

然：诸府者谓是，非也。经言小肠者，受盛之府[3]也；大肠者，传泻行道之府[4]也；胆者，清净之府[5]也；

胃者,水谷之府也;膀胱者,津液之府[6]也。一府犹无两名,故知非也。小肠者,心之府;大肠者,肺之府;胃者,脾之府;胆者,肝之府;膀胱者,肾之府。

小肠谓赤肠,大肠谓白肠,胆者谓青肠,胃者谓黄肠,膀胱者谓黑肠,下焦所治也。

【注释】[1]传阴气:传,传导、输送的意思。阴气,指水谷糟粕等秽浊之气,这是与上文中水谷精微所化的荣卫阳气相对而言的。传阴气,指大小肠具有向下输送水谷糟粕、排泄粪便的功能。[2]不净:这里指大肠、小肠、胃与膀胱贮存的是人吃入的饮食及其代谢产物,与五脏所贮存的人体精气相比较而言,则显得粗糙。[3]受盛之府:盛(chéng,音成),容纳。因为小肠具有承受胃腐熟的食糜并进一步消化以泌别清浊的功能,所以这样称呼。[4]传泻行道之府:道,同导。大肠能传送糟粕,形成粪便,排出体外,所以称为传泻行道之府。[5]清净之府:因胆所贮存的胆汁清亮而不混浊,所以称为清净之府。[6]津液之府:津液,指水液。代谢后的水液通过肌表排出则为汗液,通过膀胱排出则为尿液。因为膀胱是贮存尿液的器官,所以称为津液之府。

【语译】第三十五问:五脏各有一定的位置,一般与其相应的腑都比较邻近,但是心肺与它们相应的腑大肠、小肠相去较远,这是什么原因呢?

答:医经上说,心主营气,肺主卫气,心肺能使这两种阳气通行经络,循环全身,因而居于膈上。大肠、小肠能传导浊阴之气使之下行,所以位居膈下。因此心与小肠、肺与大肠之间的距离就较远了。

问:还有一个问题,那就是所有的腑都是属阳的,如按阳清阴浊的道理,都是清净的处所。现在大肠、小肠、胃和膀胱等,都是受纳秽浊不净之物,这又该怎样解释呢?

答:如果说所有的腑都是清净之腑,那是不对的。医经上说,小肠是接受腐熟的水谷之腑,大肠是传泻糟粕之腑,胆是清

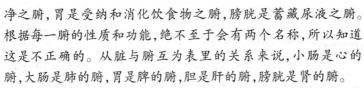

净之腑,胃是受纳和消化饮食物之腑,膀胱是蓄藏尿液之腑。根据每一腑的性质和功能,绝不至于会有两个名称,所以知道这是不正确的。从脏与腑互为表里的关系来说,小肠是心的腑,大肠是肺的腑,胃是脾的腑,胆是肝的腑,膀胱是肾的腑。

另外,根据五脏所主的颜色,小肠又叫做赤肠、大肠又叫做白肠、胆叫做青肠、胃叫做黄肠、膀胱叫做黑肠,并且是下焦所管辖的。

【按语】本难讨论了相表里的脏腑,一般来说位置较邻近,但也有例外,如心与小肠,肺与大肠,这是由它们各自的功能来决定的,即心肺是通行阳气的,所以居上;而大小肠是下传阴浊的,所以居下。从而强调了脏腑表里的关系并不是由位置是否相邻来决定的,而是由于它们有阴阳相合的关系。这种联系在临床上有很重要的指导意义,如治疗咳嗽,对于肺实热证,则要防止大便秘结,以免影响肺的宣发肃降功能;而对于肺气虚证,则要防止大便稀溏,以免气虚下陷,清气不升,不利于咳嗽的恢复。

此外,根据本难对五腑的论述,可以将腑分为两类,即一是清净之腑,包括胆;一是不净之腑,包括胃、小肠、大肠、膀胱。从而说明胆本身无受盛和传输饮食物的生理功能,与胃肠等腑有别。所以在《内经》中胆还有主决断的功能。

三十六难

【提要】本难提出了左肾、右命门的观点,并论述了命门的功能。

【原文】三十六难曰：藏各有一耳[1]，肾独有两者，何也？

然：肾两者，非皆肾也。其左者为肾，右者为命门。命门者，诸神精[2]之所舍，原气[3]之所系也，故男子以藏精，女子以系胞[4]。故知肾有一也。

【注释】[1]耳：语气词，表示肯定。[2]神精：即精神。指精气和神志。[3]原气：即元气，又名真气。能推动人体的生长和发育，温煦和激发各个脏腑、经络等组织器官的生理活动，是人体生命活动的原动力，是维持生命活动的最基本的物质。[4]胞：指女子胞，即子宫。

【语译】第三十六问：五脏都只有一个，肾却有两个，这是什么道理呢？

答：所谓肾有两个，并不都是称为肾，左边的称为肾，而右边的则称为命门。命门，是精气和神气贮存的地方，是原气生发的处所，男子用以储蓄精气，女子用以维系子宫，从而可以知道肾只有一个。

【按语】命门这一概念，首见于《灵枢·根结》，但却是与《难经》完全不同的两个概念，前者认为命门即目，是足太阳经气之所结。而《难经》对命门的概念注入了新的内涵，即左肾、右命门，命门具有生发原气、贮存精气和神气等功能，是最早对命门进行全面概括论述的医籍。虽然这里所说的左右，应该是指部位，但如果从肾脏包含有肾阴、肾阳两方面的功能去理解，即左属阴，左肾即指肾阴的功能；右属阳，右命门即指肾阳的功能，则与今天对肾的认识无异。

从《难经》提出命门学说以后，汉、晋、隋、唐医家很少论及命门；宋、金、元医家虽有论及命门者，但皆不够深入；直到明清时期，命门学说才被医家重新重视起来，论述更加深入，使命门

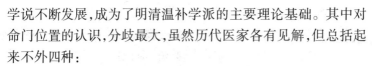

学说不断发展,成为了明清温补学派的主要理论基础。其中对命门位置的认识,分歧最大,虽然历代医家各有见解,但总括起来不外四种:

(1)右肾命门:首倡于《难经》,即本难所述内容。

(2)命门是两肾的总称:明代虞天民率先提出,他在《医学或问》中说:"夫两肾固为真元之根本,性命之所关,虽为水脏,而实有相火寓乎其中,象水中之龙火,因其动而发也。愚意以两肾总号为命门……"按照虞氏所说,实际上肾与命门只是一个器官的不同名称而已。

(3)两肾之间为命门:《难经》第8难提到"诸十二经脉者,皆系于生气之原。所谓生气之原者,谓十二经之根本也,谓肾间动气也。"有人由此得到启发,认为命门在两肾之间。其中有人认为命门就是《难经》所说的肾间动气,如明代医家孙一奎;有人认为命门有形,是两肾之间的器官,如明代赵献可主张两肾之间的"小心"为无形命门寄居之处;明代张景岳主张两肾之间的子宫下之门即命门。

(4)"包络"(子宫之络,下联于两肾,而上系于心)为命门:为清代程知所倡,认为"其精气由此出入,男女由此施生,故有门户之称。以其为生之门,死之门,故谓之命门,故命门即包门也。"

上述四说,以两肾之间为命门一说较为确切。人的生老病死都与两肾之间生发的元气有关,元气是由肾精化生而成。这里所指的精,应该包括两肾之间所分泌的一切激素在内,五脏所需的元气,均由这些激素生化,从命门注入三焦,输到五脏。由于它是生命攸关的门户,所以才称其为命门。

现在有人认为命门可能是肾上腺。其理由是:①从解剖上来看,肾上腺位于腹膜之后,肾的上方,与肾共同包在肾筋膜内,左肾上腺近似半月形,右肾上腺呈三角形,各重3~5g。看上去确实是非脂非肉,由于两肾排列分开呈八字形,肾上腺包在肾囊内,所以也可以说是两肾之中或两肾之间。②肾上腺是人体内重要的内分泌腺,所分泌的皮质激素对蛋白质、糖、脂类的代谢,对钠钾的排泄,对水的平衡,对血细胞、神经系统、肌肉、血管等都有较广泛的影响,并在"应激反应"中起着重要的作用,髓质激素与人体交感神经系统紧密相关。肾上腺皮质功能衰竭或切除肾上腺均可导致生命危险,这与命门为生命之根的观点是符合的。③从临床上看,中医辨证为命门不足的病例用皮质激素有效,如支气管哮喘病人喘急气促欲脱之时,给予皮质激素注射,可很快得到缓解。同时,西医认为有肾上腺皮质机能减退的病例,中医辨证多有命门亏损的病机,而且用补益命门的方药,效果都较满意,如阿狄森病。也有人认为肾上腺在机体中,固然起到了很重要的作用,但并不是孤立的,它与整个机体活动密切相关,与下丘脑、脑垂体的关系尤为密切,共同组成下丘脑 – 垂体 – 肾上腺系统,其功能更与命门相似。

综观历代对命门的论述,可以对命门有一个更为全面、合理的认识:命门居于两肾之间,其解剖器官可能为肾上腺,其功能物质为"动气",与肾关系密切,"动气"可以产生肾阴、肾阳。命门是人生命的根本。

三十七难

【提要】本难论述了三个问题:一是五脏与外在五官之间的关系,指出五官功能的正常依赖于五脏功能的正常,二是邪在脏腑,可以引起经脉气血失调,而导致关格之病,三是指出了阴脉、阳脉营运精气的分工,及精气的作用。

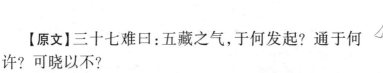

【原文】三十七难曰：五藏之气，于何发起？通于何许？可晓以不？

然：五藏者，当上关于七窍[1]也。故肺气通于鼻，鼻和则知香臭[2]矣；肝气通于目，目和则知白黑[2]矣；脾气通于口，口和则知谷味矣；心气通于舌，舌和则知五味矣；肾气通于耳，耳和则知五音矣。

五藏不和，则九窍不通。六府不和，则留结为痈[3]。

邪在六府，则阳脉不和；阳脉不和，则气留之；气留之，则阳脉盛矣。邪在五藏，则阴脉不和；阴脉不和，则血留之；血留之，则阴脉盛矣。阴气太盛，则阳气不得相营也，故曰格[4]；阳气太盛，则阴气不得相营也，故曰关[4]。阴阳俱盛，不得相营也，故曰关格。关格者，不得尽其命而死矣。

经言气独行于五藏，不营于六府者，何也？

然：气之所行也，如水之流，不得息也。故阴脉营于五藏，阳脉营于六府，如环之无端，莫知其纪[5]，终而复始，其不覆溢[6]。人气内温于藏府，外濡于腠理[7]。

【注释】[1]七窍：人体部位名，指头面部的七个孔窍，包括眼二、耳二、鼻孔二、口一。五脏的精气分别通达于七窍，五脏的情况往往可以从七窍的变化中反映出来。[2]香臭、白黑：这里分别代指五气、五色。[3]痈：这里当指痈肿，系由于气血壅塞不通，而引起的局部肿胀的症状。[4]格、关：《素问·六节藏象论》、《灵枢·终始》、《灵枢·禁服》等皆以阳盛极为格、阴盛极为关，此二字误倒，乃传写之误。[5]莫知其纪：纪，这里指经气在体内循环的次数。因为经气是终而复始、一刻不停地运行着，所以无法知道它运行了多少次，所以说莫知其纪。[6]覆溢：这里不是指3难提到的覆溢脉，而是不会倾倒出来、不会满溢的意思。[7]腠理：指皮肤、肌肉的纹理及皮肤、肌肉之间的结缔组织,是渗漏体液、流通气血的门户,有抵御外邪内侵的功能。

【语译】第三十七问:五脏的精气,从哪里产生? 通行到什么地方? 可以清楚地告诉我吗?

答:五脏通过精气和人体上部的七窍有联系。所以肺的精气向上通达于鼻,鼻的功能正常,就能辨别气味;肝的精气向上通达于眼睛,眼睛的功能正常,就能察辨颜色;脾的精气向上通达于口,口的功能正常,就能品尝食物的滋味;心的精气向上通达于舌,舌的功能正常,就能分别酸、苦、甘、辛、咸五种味道了;肾的精气向上通达于耳,耳的功能正常,就能听清楚宫、商、角、徵、羽五音了。

五脏的功能失常,那么就会使九窍不通畅。六腑的功能失调,就会使气血壅滞结聚,形成痈肿。

病邪侵犯到六腑,就会导致阳脉失调;阳脉失调则气滞不行,气行失于流通,那么阳脉就会偏盛。病邪侵犯到五脏,就会导致阴脉失调;阴脉失调则血瘀不行,血流涩滞不行,那么阴脉就会偏盛。如果阴气过于旺盛,就会使阳气不能在人体内外正常营运,称为关;如果阳气过于旺盛,就会使阴气不能在人体内外正常营运,称为格。如果阴阳都偏盛,使阴阳内外之间不能相互营运,就称为关格。有关格表现的,就不能活到应享的寿命而早死。

问:医经上说,精气只能循行于五脏,而不能营运到六腑,这是什么原因呢?

答:精气的循行,就像水的流动一样,一刻也不会停止。阴脉的精气输送到五脏,阳脉的精气输送到六腑,连续不断,就像圆环没有起止点一样,总是周而复始地循行着,所以也无法计算它循环的次数,它不会像水一样倾倒出来或外溢。人的精气内可以温养五脏,外可以润养皮肤肌肉。

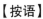
【按语】

1. 脏腑分主七窍

本难认为五脏的精气上通七窍,七窍功能的正常发挥有赖于五脏的和调。据此,一方面可以通过七窍了解五脏的功能,如出现耳鸣夜甚,则可知是肾阴失于滋上,出现鼻塞流涕,则可知是肺失宣肃等;另一方面七窍的病变可以通过治疗五脏来达到治疗的目的,如实热口疮,可以通过泻脾火的方法治疗。因此该理论在临床诊治中具有重要的指导价值。另外,本难提到,"五藏不和,则七窍不通。六腑不和,则留结为痈。",应该灵活看待,因为六腑也可能与七窍功能有关,如舌尖痛、发红,可以通过泻小肠火的方法来进行治疗等;五脏不和,也可以为痈为肿,如肺痈、肝癌等。

2. "关格"辨析

本难中所提到的关格是指阴阳偏盛、不能相互营运的严重病理状态。而3难中所提到的关格是指脉象。后世又有关格之病,一般是指上为呕吐、下为大小便秘结的病证,即下不得出为关,上不得入为格。后二者皆与本难所提到的关格的意思不同,应注意区别。

三十八难

【提要】本难讲述脏只有五个,而腑却有六,是因为包括三焦在内的缘故。指出了三焦的功能和特点。

【原文】三十八难曰:藏唯[1]有五,府独有六者,何也?

然:所以府有六者,谓三焦也。有原气之别[2]焉,主持诸气,有名而无形,其经属手少阳,此外府[3]也,故言府有六焉。

【注释】[1]唯:独的意思。[2]别:第66难有"三焦者,原气之别使也"之说,意思与此相同,可见此处的"别"应是"别使"的略称。别使是使者的意思。[3]外府:指三焦囊括胸腹腔内的脏腑,犹如外围的城墙一样,所以称外府。

【语译】第三十八问:脏只有五个,而腑却有六个,这是什么道理呢?

答:之所以腑有六个,是加上了三焦的缘故。三焦如同原气的使者,具有主持全身脏腑、经络等各种气化活动的功能,虽有腑的名称而没有像腑一样的一定形状。它的经脉属于手少阳经。这是包围在胸腹腔内的脏腑之外的腑,所以说腑有六个。

【按语】根据本难所论述的三焦的功能,和《素问·灵兰秘典论》的相关内容,可以看出三焦的功能有二:一是能将肾脏所藏的元气通行布散到全身,所以本难称三焦是元气的使者;二是三焦是全身水液运行的通道。另外关于三焦有名无形的讨论,可以参见31难。

三十九难

【提要】本难讨论了五腑六脏提法的含义。

【原文】三十九难曰:经言府有五[1],藏有六者,何也?

然:六府者,正有五府也。然五藏亦有六藏者,谓肾有两藏也。其左为肾,右为命门。命门者,谓精神之所舍也,男子以藏精,女子以系胞,其气与肾通,故言藏有六也。

府有五者,何也?

然:五藏各一府,三焦亦是一府,然不属于五藏,故言府有五焉。

【注释】[1]府有五:指胆、小肠、胃、大肠、膀胱,不包括三焦,即文中所说"正有五府"。

【语译】第三十九问:医经上说,腑有五个,脏有六个,这是什么意思呢?

答:所谓六腑,实际上正式的只有五个。然而五脏也有称作六脏的,是因为肾有两个。左边的称做肾,右边的称做命门。命门,是精气和神气贮藏的地方,在男子用以蓄存精气,在女子用以维系子宫。它的气与肾相通,所以说脏有六个。

腑有五个,这是为什么呢?

答:五脏各有一个相表里的腑,三焦也属腑,但它不与五脏相表里,所以有五腑之说。

【按语】本难与36难均对命门功能进行了论述。虽然十分简略,但可以看出命门的主要功能:①命门是贮存精气和神气的器官。由此可知命门功能发挥的物质基础是精气和神气。②命门与生殖功能有关。在男子用以贮存精气,女子用以维系子宫。③命门与肾相通。从命门所具有的上述功能来看,肾也具有这些功能,但不同的是肾仅贮存精气,而不贮存神气,命门所具有的都是一些人身最基本的,涉及生长、发育、生命、生殖等,具有原动意义的一些功能。

四十难

【提要】本难以"五行长生"的理论解释了鼻闻香臭、耳听声音的现象。

【原文】四十难曰：经言肝主色，心主臭，脾主味，肺主声，肾主液。鼻者，肺之候[1]，而反知香臭。耳者，肾之候，而反闻声，其意何也？

然：肺者，西方金也。金生于巳[2]，巳者南方火[3]也。火者心，心主臭，故令鼻知香臭。肾者，北方水也。水生于申[2]，申者西方金。金者肺，肺主声，故令耳闻声。

【注释】[1]候：本意为伺望（动词），这里用为名词，意思为了解情况的处所。[2]金生于巳、水生于申：五行相生一般以木生火、火生土等为常规，此外在《淮南子·天文训》中记载了另外一种以十二地支隔四相推的，称为"五行长生"的相生规律。如木长生于亥，火长生于寅，金长生于巳，水长生于申等。[3]巳者南方火：十二地支配属五行，则寅卯属木，为东方；巳午属火，为南方；辰戌丑未属土，居中央；申酉属金，为西方；亥子属水，为北方。

【语译】第四十问：医经上说，肝主颜色，心主气味，脾主味道，肺主声音，肾主水液。鼻是肺的外窍，是反映肺的变化情况的地方，肺主声音，而鼻却只能闻气味、辨香臭。耳是肾的外窍，是反映肾的变化情况的地方，肾主水液，而耳却只能听声音。这是什么道理呢？

答:肺在五行属金,应西方。按照五行长生的规律,金长生于十二地支中的巳,巳属火,应南方。火是比象于心脏的,由于心主气味,所以使鼻具有了闻香臭的功能。肾在五行属水,应北方。按照五行长生的规律,水长生于十二地支中的申,申属金,应西方。金是比象于肺脏的,由于肺主声音,所以使耳具有了听声音的功能。

【按语】

1. 生理功能的五脏分主与并调

本难提出五脏对颜色、气味、味道、声音、水液各有专主,与34难五脏分主的提法可以互为补充。如临床上见到口淡无味、口甜、口中泛酸等口味异常的病变,皆可责之于脾的功能失常,这是从"脾主味"的角度来考虑的;再深入一步,如针对口中泛酸,按照五脏分主五味的理论,可知应责之于肝(肝主酸味),按照这样的思路对肝和脾进行治疗,往往可以取得比较好的疗效。此外,本难认为对于鼻窍,除了肺为其内应的脏器外,心对它的功能也有很大的影响;相应地,耳窍除了肾为其内应的脏器外,肺对它的功能也有很大的影响。该理论在临床上也很有指导价值,如鼻不闻香臭,可以考虑从心、肺论治,风热上犯耳窍引起耳痛、流脓等症状,往往从肺论治可以取得很好的疗效。可以看出,古人的这些论述并非简单的理论推导,而实际上是以丰富的临床观察作为基础的。

由本难可知,人体的生理功能,往往有专主的脏腑,同时也受其他脏腑的调控。中医学对五行学说的应用,也是非常灵活的,如同阴阳一样,一种功能可以归属于五行中的某行,同时又可具体再分为子五行,甚至每行之中还可细分。如肝主颜色,再具体而言,则肝主青色,心主赤色,脾主黄色,肺主白色,肾主黑色。

2. 七窍与五脏

一般认为:肝开窍于目,心开窍于舌,脾开窍于口,肺开窍于鼻,肾开窍于耳(参 37 难讨论 1)。这是人体各外窍专主的脏器,实际上还有参与调控的其他脏器。

目窍除肝主以外,《素问·解精微论》中说:"夫心者,五脏之专精也,目者,其窍也。",说明心脏也主目窍。《灵枢·大惑论》中又将目与五脏六腑联系起来:"五脏六腑之精气,皆上注于目而为之精,精之窠为眼,骨之精为瞳子,筋之精为黑眼,血之精为络,其窠气之精为白眼,肌肉之精为约束。"后世由此发展为五轮学说。《证治准绳·杂病篇》将之概括为:"目开窍于肝,主于肾,用于心,运于肺,藏于脾。"

舌窍除心主以外,其不同部位分别与相应脏腑相联系,如心肺主舌尖,脾主舌中,肝主舌边,肾主舌根。

口虽为脾主,实为五脏六腑的要冲,由唇、齿、龈、舌、咽等组成,它们与脏腑各有联属,病理上变化多端,广涉它脏。如口味之变,酸、苦、甘、辛、咸,分别与肝、心、脾、肺、肾对应;口疮之疾,既可由心脾积热引起,也可见肝火上熏、肾虚火冲等原因。

鼻由肺专主,但受心调控,本难已加以论述。临床上鼻渊常从肝胆湿热论治,说明肝胆也参与鼻窍的调控。此外,金元四大家之一的李东垣指出:"夫阳气宗气者,皆胃中生发之气也。……若因饥饱劳役,伤脾胃,生发之气既弱,其营运之气不能上升,邪害孔窍,故鼻不利而不闻香臭也。"可见脾胃之气的强弱,也影响着鼻窍的功能。

耳窍,肾虽为其专主,实与心有关,《素问·金匮真言论》说:"南方赤色,入通于心,开窍于耳。"耳失心血之涵养,耳失心阳气之温煦,皆可出现耳鸣、耳聋等症,同时血不养神,神失主宰,则可致听觉失聪等。本难认为耳窍与肺关系密切,肺主气,司呼吸,气道通畅,则耳咽管启闭自如,方能保持耳窍内外之气的均衡,同时可以防止外邪由此道侵入。至于脾胃,《素问·玉机真藏论》说:"脾为孤脏……其不及则令人九窍不通。"明代赵献可在《医贯》中说:"有耳痛、耳鸣、耳痒、耳脓……若中气虚

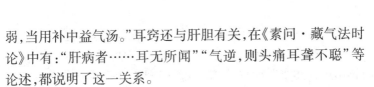

弱,当用补中益气汤。"耳窍还与肝胆有关,在《素问·藏气法时论》中有:"肝病者……耳无所闻""气逆,则头痛耳聋不聪"等论述,都说明了这一关系。

人体七窍与五脏的上述关系,再次说明人体生理功能既有专主的脏腑,又受其他脏腑调控,是五脏调控系统规律的又一体现。

3. 五行长生学说

本难及19难均提到了五行长生学说,如19难说:"男子生于寅,寅为木,阳也;女于生于申,申为金,阴也。"这是运用五行长生说阐释男女两性不同的胎生学术思想。《说文·包字注》说:"包象人裹妊已在中,象子未成形也。元气起于子,子人所生也。男左行三十,女右行二十,俱立于巳,为夫妇。裹妊于巳,巳为子,十月而生,男起巳至寅,女起巳至申,故男年起寅,女年始申也。"此说亦见于《淮南子注》。何氏认为:"《说文·包字注》《淮南子·氾论注》,都是对胚胎期胎儿从卵细胞受精开始,到十月出生的发育生长过程的科学阐释,讲的是医学生理知识,而不是哲学概念。"本难也运用五行长生说阐明鼻的嗅觉功能与心、肺等内脏的关系,耳的听觉功能与肺、肾等内脏的关系。所谓"金生于巳,水生于申",意思是说鼻虽为肺窍,但是肺金生理功能的动力来源于心(巳),心本主臭,所以鼻主臭;耳虽为肾窍,但是肾水生理功能的动力来源于肺(申),肺本主声,所以耳主闻声。这种推论,其认识不见得完全正确,但它坚持了古代唯物辩证法的整体观念,把官窍的生理功能与内脏联系起来,反映了人体内脏的统一整体思想,避免了形而上学地看待问题。

作为中国古代唯物辩证法思想的"五行长生说"很早就渗透于中医学中,两者紧密结合而获得创新和发展,虽然在《内经》和《难经》之中有反映,不过两书在上承先秦战国时期五行学术思想而融合演变成医学五行学说时有所不同。《内经》是以五行相生相克为主体和核心,而《难经》则以天干地支相配属、五行相生为核心的五行长生说作为其主要理论之一。所以五行长生说在中医学中,实为《难经》所独有的学说之一。

五行长生学说是十二地支与五行相配的规律。具体内容在《淮南子·天文训》中有说明:"金生于巳,壮于酉,死于丑,三辰皆金也。故五胜,生一,壮五,终九。"十二地支为:子、丑、寅、卯、辰、巳、午、未、申、酉、戌、亥。按东南西北四方顺次排列,如图所示。每间隔四个地支,在五行中为同行,即巳酉丑属金,申子辰属水,亥卯未属木,寅午戌属火,以应四季。虽未提到土,按一般规律,土旺四季,即应寄于四行之中,而且每行均有生于一、壮于五、终于九的规律。如金,则生于巳(第1位),壮于酉(第5位),终于丑(第9位)。同理,水则生于申(第1位),壮于子(第5位),终于辰(第9位);木生于亥(第1位),壮于卯(第5位),终于未(第9位);火生于寅(第1位),壮于午(第5位),终于戌(第9位)。五行在十二地支上的生位,即第1位,又称为长生。所以有"木长生在亥,火长生在寅,金长生在巳,水长生在申"的说法(见图1)。

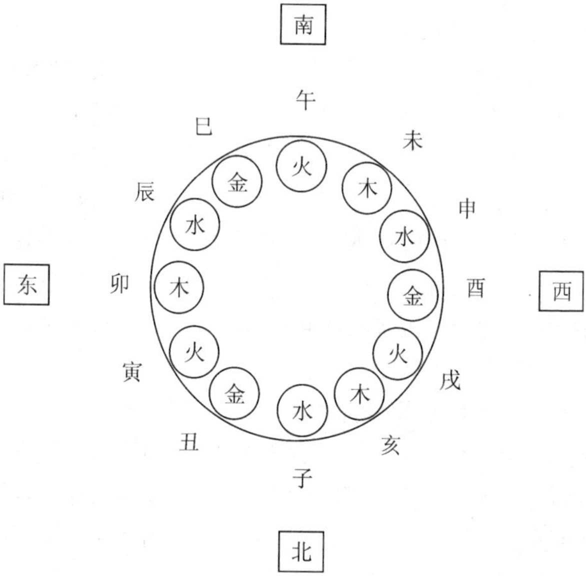

图1　五行长生示意图

四十一难

【提要】本难采用取类比象的方法解释了肝独有两叶的现象。

【原文】四十一难曰:肝独有两叶,以[1]何应也?

然:肝者,东方木也,木者春也。万物始生,其尚幼小,意无所亲[2],去太阴尚近,离太阳不远[3],犹有两心[4],故有两叶,亦应木叶也。

【注释】[1]以:通与,和的意思。[2]意无所亲:亲,近、亲近、亲密的意思。在心里还没有特别亲近的一方。这里形容春季万物复苏,处于萌芽时期,就好像婴幼儿尚无成熟的思想,不会产生爱恋、思慕的情怀一样。[3]太阴、太阳:冬季夜晚长白天短,气候寒冷,为阴之极,所以称为太阴。夏季白天长夜晚短,气候炎热,为阳之极,所以称为太阳。[4]两心:指春季没有完全离开冬季的寒冷,也没有完全靠近夏天的炎热,离而未离,近而未近,好像两边都有留恋之心,故称两心。这是与前面"意无所亲"的拟人手法相应的。

【语译】第四十一问:唯独肝脏生有两叶,这是和什么事物相应的?

答:肝脏在五行属木,为东方,与春季相应。当春季之时,万物刚刚生长,还很幼小,好像婴幼儿一样天真无邪,还不懂得亲近,在季节上离开冬天还不太久,温暖中不免寒冷,距离夏季也比较近了,寒冷中多为温煦,好像人两边都有留恋之心,与这种从冬、从夏的特点相应,所以肝有两叶。另外,这也相应于草木幼苗在春季里由一粒种子分裂成两叶的现象。

【按语】本难通过肝应春季,而春季居于冬夏之间,不冷不热,兼具冬天的寒、夏天的热,所以春有从冬、从夏的特点,所以与春季相应的肝有两叶。另外,认为也相应于草木初萌,先分裂成两叶的现象。这种取类比象的方法是古代医家解释生命现象的主要方式,它是将两个(或两类)特殊的事物进行比较,根据两者有一系列的共同点(或属性),推论和证明它们在另一些特性和规律上也是相同的。如自然界中可以见到"风起则树摇,风停则树静"的现象,中医学中类比于人体,则认为人体四肢和头部不自主的震颤、摇动等病证,都是风引起的,采用平息内风的方法则能取得较好的疗效。这些例子在中医学中处处可见,是对取类比象法科学而巧妙地运用的结果。取类比象的方法在很多情况下是十分有效的,但也存在着局限性,因为事物之间除同一性外,还存在着差异性,正是差异性影响着类比结论的正确性。所以对于取类比象的结论,必须通过实践加以检验。

四十二难

【提要】本难论述了五脏六腑以及口、舌、咽、喉、肛门等的长短、大小、重量、容量等形态特征,并论述了五脏的部分功能。

【原文】四十二难曰:人肠胃长短,受水谷多少,各几何?

然:胃大[1]一尺五寸,径五寸,长二尺六寸,横屈[2]受水谷三斗五升,其中常留谷二斗,水一斗五升。小肠大二寸半,径八分分之少半[3],长三丈二尺,受谷二斗

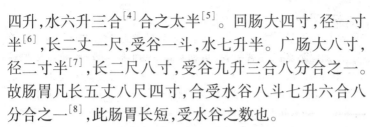

四升，水六升三合^[4]合之太半^[5]。回肠大四寸，径一寸半^[6]，长二丈一尺，受谷一斗，水七升半。广肠大八寸，径二寸半^[7]，长二尺八寸，受谷九升三合八分合之一。故肠胃凡长五丈八尺四寸，合受水谷八斗七升六合八分合之一^[8]，此肠胃长短，受水谷之数也。

肝重四斤四两，左三叶，右四叶，凡七叶，主藏魂。心重十二两，中有七孔三毛^[9]，盛精汁三合，主藏神。脾重二斤三两，扁广三寸，长五寸，有散膏^[10]半斤，主裹血^[11]，温五藏，主藏意。肺重三斤三两，六叶两耳^[12]，凡八叶，主藏魄。肾有两枚，重一斤一两，主藏志。

胆在肝之短叶间，重三两三铢^[13]，盛精汁三合。胃重二斤二两，纡^[14]曲屈伸，长二尺六寸，大一尺五寸，径五寸，盛谷二斗，水一斗五升。小肠重二斤十四两，长三丈二尺，广二寸半，径八分分之少半，左回叠积十六曲，盛谷二斗四升，水六升三合合之太半。大肠重二斤十二两，长二丈一尺，广四寸，径一寸半^[15]，当齐右回十六曲，盛谷一斗，水七升半。膀胱重九两二铢，纵广九寸，盛尿九升九合。

口广二寸半，唇至齿长九分，齿以后至会厌^[16]深三寸半，大容五合。舌重十两，长七寸，广二寸半。咽门重十两，广二寸半，至胃长一尺六寸。喉咙重十二两，广二寸，长一尺二寸，九节。肛门重十二两，大八寸，径二寸大半，长二尺八寸，受谷九升三合八分合之一。

【注释】[1]大：这里指周长。[2]横屈：描述胃充满饮食时的横卧、屈曲的形态。[3]少半：指比一半略少，大约相当于三分之一。[4]合：容量词，一升的十分之一为一合。[5]太半：太，通大。太半，指比一半略多，大约相当于三分之二。[6]回肠大四寸,径一寸半:《难经校注》认为当为"回肠大四寸,径一寸寸之少半"。回,旋转的意思,这里描述肠来回盘曲的样子。回肠,相当于解剖学上的回肠和结肠上段。[7]广肠大八寸,径二寸半:《难经校注》认为"径二寸半"当为"径二寸之大半"。广,大、宏大的意思。广肠即大肠的意思,这里相当于解剖学上的乙状结肠和直肠的肠段。[8]八斗七升六合八分合之一:《难经校注》认为当为"九斗二升一合合之大半"。[9]七孔三毛:七孔,有人认为是古人的习惯用语。三毛,意思不明,无从考,可能指心瓣膜。[10]散膏:指脾周围的一种组织,有人认为可能是胰腺。[11]裹血:即统血,指统摄血液不使外溢的功能。[12]六叶两耳:下垂的为叶,向旁边伸出的为耳。[13]铢:古代计量单位,为一两的二十四分之一。[14]纡:屈曲的意思。[15]径一寸半:《难经校注》认为当为"径一寸寸之少半"。[16]会厌:解剖部位名称,位于舌部及舌骨之后,形如一树叶,柄在下,能张能收。呼吸语言时,会厌开启,饮食吞咽或呕吐时,则会厌关闭,以防异物进入气道。

【语译】第四十二问:人体肠胃的大小长短,受纳饮食物的数量,各是多少呢?

答:胃的周长有一尺五寸,直径五寸,长二尺六寸,胃在横卧位可以受纳饮食三斗五升,其中一般是食物二斗,水液一斗五升。小肠的周长是二寸半,直径八分又一分的三分之一,长三丈二尺,它的容量可以受纳食物二斗四升,水液六升三合又一合的三分之二。回肠的周长为四寸,直径一寸又一寸的三分之一,长二丈一尺,它的容量可以受纳食物一斗,水液七升半。广肠周长八寸,直径二寸又一寸的三分之二,长二尺八寸,它的容量可以受纳食物九升三合又一合的八分之一。所以肠胃的总长度为五丈八尺四寸,总的容量能受纳饮食物九斗二升一合又一合的三分之二,这就是肠胃的长短,以及所能受纳饮食物的数量。

肝的重量为四斤四两,左边分三叶,右边分四叶,总共七叶,在精神意识方面的功能主要是藏魂。心的重量为十二两,其中有七孔三毛,能装精汁三合,在精神意识方面的功能主要是藏神。脾的重量二斤三两,扁阔三寸,长五寸,旁有散膏半斤,主统血,能温煦五脏,在精神意识方面的功能主要是藏意。肺的重量三斤三两,有六叶两耳,总共八叶,在精神意识方面的功能主要是藏魄。肾有两枚,共重一斤一两,在精神意识方面的功能主要是藏志。

胆在肝脏较短的叶之间,重量为三两三铢,能盛精汁三合。胃的重量为二斤二两,弯曲处的长度为二尺六寸,周长一尺五寸,直径五寸,能盛食物二斗,水液一斗五升。小肠的重量为二斤十四两,长三丈二尺,周长二寸半,直径八分又一分的三分之一,向左来回重叠有十六次弯曲,能盛食物二斗四升,水液六升三合又一合的三分之二。大肠的重量为二斤十二两,长二丈一尺,周长四寸,直径一寸又一寸的三分之一,从脐开始由右向下来回重叠十六个弯曲,能盛食物一斗,水液七升半。膀胱的重量九两二铢,纵向的长度为九寸,能盛尿液九升九合。

口宽二寸半,从口唇到牙齿的长度为九分,从牙齿以后到会厌的深度为三寸半,大小可容纳五合。舌的重量为十两,长度七寸,宽二寸半。咽门的重量十两,宽二寸半,到胃的长度为一尺六寸。喉咙的重量为十二两,宽二寸,长一尺二寸,共有九节。肛门的重量十二两,周长八寸,直径二寸又一寸的三分之二,长二尺八寸,能受纳食物九升三合又一合的八分之一。

【按语】

1.关于古代解剖学

本难的内容,从现代学科分类来看,主要归属于解剖学。所论述的消化道的长短、大小、容量、重量等,也见于《灵枢》的"肠胃"、"平人绝谷"等篇,其中五脏的轻重、所盛所藏,为本难新增内容。《内》《难》中所记载的肝、心、脾、肺、肾、胃等内脏名称,绝大多数仍为现代解剖学所沿用,其中很多数据,据今人折算研究,均和现代解剖学的记载基本上是一致的,这充分说明古人确实是从事过实地解剖与测量,反映了我国古代解剖学的成就。试以本难记载的五脏重量与今天解剖学所记载的数据来加以对照,便可窥其大概(见表7)。

表7 五脏重量与解剖学数据对照

五脏	《难经》记载重量	《难经》记载重量的折算数据 (单位:克)	现代解剖数据 (单位:克)
肝	4斤4两	1556	1376
心	12两	276	278
脾	2斤3两	801	180
肺	3斤3两	1167	1120
肾	1斤1两	389	290

按照公元前1066~前211年间重量1斤合今天7.32两,1两合今天0.46两①,对《难经》记载重量加以折算。其中现代解剖学数据来自《病理尸检——技术与诊断》②所附录的我国人重要器官正常平均重量一表中青年男子的器官重量。从结果可以看出,五脏中除脾脏外,其余脏器重量基本接近。至于脾脏重量相差较远,可能和古今名实不同有关,如有人认为中医的脾,并非解剖学上的脾脏,很可能是胰腺的观点。

从本难所记载的人体器官数据来看,斤两分明,言之凿凿,显然是经过实体考察后得出的结论。那么古人的解剖学知识主要有哪些来源呢? 一般认为,古代的解剖学知识可能有三个来源:

(1)来源于对动物内脏的观察。远古时期人们为了果腹或祭祀,经常屠宰动物。在宰杀动物的过程中,人们逐渐积累了对动物内脏器官的认识,由此联系到人,与所了解的人体内脏的知识相互比拟,从而使古代人的解剖学知识得到丰富。

---

① 江克明.简明方剂辞典.上海:上海科学技术出版社,1989.1264.

② 李志尚.病理尸检——技术与诊断.北京:人民卫生出版社,1953.

（2）来源于好奇心驱使下的人体观察。古代战争中的相互残杀，人们出于好奇心，偶然或顺便，甚至主动观察尸体，所得知识口耳相传，为医生所记载。个别掌握生杀予夺大权的人甚至主动杀人，来观察人体结构，以满足好奇心。如《史记·殷本记》中说："比干①曰：'为人臣者，不得不以死争。'乃强谏纣。纣怒曰：'吾闻圣人心有七窍。'剖比干，观其心。"《史记·邹阳传》中记载有"纣刳任者②，观其胎产"等，虽是揭露商纣的残暴事实，从另一角度也可以看做是古代一种带有盲目性的、极不正常的人体解剖方式。

（3）来源于主动的尸检研究。在《汉书·王莽传》中有这样的记载："翟义党王孙庆捕得，莽使太医尚方与巧屠共刳剥之，量度五脏，竹筳③导其脉，知所终始。云可以治病。"这是以罪犯作为医学解剖研究的开端。此后，宋代吴简著《欧希范五脏图》，据杨仲良《通鉴长编记事本末》卷49谓杜杞擒欧希范等"杀七十余人，取五脏为图，释尪④病。"清代王清任在嘉庆二年（分元1797年）瘟疫流行时，在滦州义冢，十日中观察30多具尸体，非常强调解剖的重要："自恨著书不明脏腑，岂不是痴人说梦，治病不明脏腑，何异于盲子夜行。"

虽然解剖学在《内》《难》时代已经取得了很大成就，但是由于长期的封建社会制度和儒家思想的束缚，再加上古代中医用哲学概念作工具，通过以天喻人的类比方法，结合细致的临床观察，来认识人体脏腑的生理功能、病理状态，所以解剖学并未受到重视，因此在后世并没有得到较大发展。正如英国学者李约瑟先生在《中国科学技术史》中所说："中国古代的解剖学

---

① 比干：商代贵族，纣王叔父，官少师。相传因屡谏纣王，被剖心而死。

② 纣刳任者：纣，商代最末的君主，史称纣王，历史上有名的暴君。刳（kū），本义为剖、剖开，这里有挖空、掏空的意思。任，通妊，妊娠。纣刳任者，是指纣王剖开孕妇的腹部。

③ 筳（tíng）：络丝、纺纱或卷棉条的用具。一般用小竹筒或蜀黍梢茎制成。

④ 尪（wāng）：跛、脊背骨骼弯曲。

出现较早,从扁鹊就开始了,到王莽时代(公元9年)广泛采用,并持续到稍晚的三国时代(公元240年前后)。从此以后,也像欧洲一样,解剖学便绝迹了,直到中世纪晚期才再度出现。宋朝的解剖学者,大约比蒙迪诺·德卢齐早一个世纪,可是没有发展下去。"

2. 肝脏分叶

本难肝"左三叶,右四叶"的记载,说明肝可以分为左右两大叶,这与41难所提肝分两叶是一致的,也与现代解剖学肝以肝镰状韧带的附着线为界,分为左右两叶的分法一致。另外,近来以肝内Glisson系统为依据的新的肝分区方法,即肝以正中裂为界分为左、右两个半肝,又以叶间裂为界可进一步分成五叶(左外叶、左内叶、右前叶、右后叶和尾状叶)、六段(左外叶上、下段,右后叶上、下段,尾状叶左、右段)。若以段、叶一起计算,则左有四(左外叶上、下段,左内叶,尾状叶左段),右有四(右前叶,右后叶上、下段,尾状叶右段),在数字上基本与《难经》的记载相近。可见《难经》在很早以前除了对肝进行分叶外,就已经对肝进行了较为深入的分区,而现代解剖学随着肝脏外科的发展以及为了满足肝脏诊断定位的需求,才逐渐提出对肝进行分区的。

3. 心有"三毛"

本难提到心有"三毛",毛一般指动植物皮上所生的丝状物,这里应当指轻薄如毛状一样的东西。心脏瓣膜轻薄如翼,色白而半透明,是心脏中最为像毛的组织,而且除二尖瓣外,三尖瓣、肺动脉瓣、主动脉瓣均为三片构成,因此从今天的角度去看,"三毛"多是指心脏瓣膜。

此外,本难中所记载的心有七孔、肺有六叶等内容与现代解剖学不一致,其具体内容尚待进一步研究。

四十三难

【提要】本难讨论了不进饮食七日而死的原理。

【原文】四十三难曰：人不食饮，七日而死者，何也？

然：人胃中常有留谷二斗，水一斗五升。故平人日再至圊[1]，一行[2]二升半，日中五升。七日，五七三斗五升，而水谷尽矣。故平人不食饮七日而死者，水谷津液俱尽，即死矣。

【注释】[1]再至圊：再，两次的意思。圊(qīng，音清)，厕所的意思。即两次到厕所大便。[2]一行：行，次的意思。一行，即排便一次的意思。

【语译】第四十三问：人不吃不喝，七天过后就会死亡，这是什么道理呢？

答：人的胃里一般存留有食物二斗，水液一斗五升。所以，按正常人一天到厕所解两次大便，每次解二升半计算，则一天中解出五升。七天一共解出五七三斗五升，于是食物、水液都消耗完了。所以正常人不吃不喝，七天过后就会死亡，是因为食物、水液都消耗完了的缘故。

【按语】本难指出"人不食饮，七日而死"是因为"水谷津液俱尽"的原因。其中提到的各种数据，言之凿凿，究竟从何得出，尚需考证。

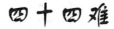

四十四难

【提要】本难论述了消化道七道门户的部位与名称。

【原文】四十四难曰：七冲门^[1]何在？

然：唇为飞门^[2]，齿为户门^[3]，会厌为吸门^[4]，胃为贲门^[5]，太仓^[6]下口为幽门^[7]，大肠小肠会为阑门^[8]，下极为魄门^[9]，故曰七冲门也。

【注释】[1]七冲门：冲，通道、要道的意思。门，指出入口。七冲门指消化道的七个重要的出入口。[2]飞门：飞，通扉，门扇。这里形容口唇上下开合，犹如门扇一样。[3]户门：户，本意为单扇门，也泛指门。这里形容牙齿上下两排，一开一合，为食物入口的首要通道，好像门户一样，所以称牙齿为户门。[4]吸门：因为会厌位于舌部及舌骨之后，形如一树叶，柄在下，能张能收，呼吸语言时，会厌开启，饮食吞咽或呕吐时，则会厌关闭，以防异物进入气道，如同呼吸的门户一样，故称会厌为吸门。[5]贲门：贲（bēn），膈的意思。胃的上口，靠近横膈，故称贲门。[6]太仓：即胃。[7]幽门：幽，深的意思。由较大的胃，进入小而长的肠，就好像由宽敞处进入了幽深狭窄的地方，所以把交界之处，即胃的下口与十二指肠相连之处称为幽门。[8]阑门：阑，门前的栅栏。这里用门前的栅栏来比拟小肠与大肠连接之处。[9]魄门：魄，通粕。肛门为糟粕出入之门，所以称为魄门。

【语译】第四十四问：七冲门在什么部位呢？

答：口唇叫做飞门，牙齿叫做户门，会厌叫做吸门，胃的上口叫做贲门，胃的下口叫做幽门，大肠和小肠的交界处叫做阑门,在消化道最下端的肛门叫做魄门,这就是七冲门的部位和名称。

【按语】本难所论述的关于消化道的七道重要门户,这些命名除了对所在部位进行形象地比喻以外,还对其功能也有描述,如吸门,一看名称即可知道这是主管呼吸的门户;又如魄门,就暗含了肛门是糟粕排出之处的意思在内。另外,在小肠与大肠交界之处,即回肠与盲肠相连处,回肠末端突入盲肠,形成了回盲瓣,回盲瓣具有括约肌的作用,既可控制回肠内容物进入盲肠的速度,又可防止盲肠内容物的反流,本难非常形象地称之为阑门。可见古人对这些解剖部位的命名,是经过了认真的观察和思考,否则是很难给出这样一个贴切的名称的。其中贲门、幽门这两个名称为现代解剖学所沿用。

四十五难

【提要】本难提出了八会穴的名称,以及能治疗热病在内的功能。

【原文】四十五难曰:经言八会者,何也?

然:府会大仓[1],藏会季胁[2],筋会阳陵泉,髓会绝骨,血会鬲俞[3],骨会大抒[4],脉会太渊,气会三焦[5],外一筋直两乳内也[6]。热病在内,取其会之气穴也。

【注释】[1]大仓:即太仓,此处指中脘穴,属任脉,在脐上4寸。[2]季胁:章门穴的别名,属足厥阴肝经,在第11肋游离端。[3]鬲俞:即膈俞,穴位名,属足太阳膀胱经,在第7胸椎棘突下,旁开1.5寸。[4]大杼:杼,通杼。大杼,穴位名,属足太阳膀胱经,穴在背部,当第1胸椎棘突下,旁开1.5寸。[5]三焦:此处指膻中穴,属任脉,在两乳中间,胸骨中线上。[6]外一筋直两乳内也:此八字因与上下文体例不合,凌耀星主编的《难经校注》处理为小字注,可参考。

【语译】第四十五问:医经上所说的八会,是什么意思?

答:六腑之气会合的地方是中脘穴,五脏之气会合的地方是章门穴,筋会合的地方是阳陵泉穴,髓会合的地方是绝骨穴,血会合的地方是膈俞穴,骨会合的地方是大杼穴,脉会合的地方是太渊穴,气会合的地方是膻中穴。热邪在内的疾病,都可以选取热邪所在部位的精气聚会穴位进行治疗。

【按语】本难虽然提出八会穴能治疗"热病在内",在临床运用时,则不应只限于热病。更重要的是,每穴均能治疗有关的组织、脏腑的病变。如经脉疾病,可取太渊治疗;气的疾病,可取膻中治疗等。这种取穴方法一方面为临床针灸提供了一种疾病取穴的思路,另一方面又是古人对针灸取穴治疗疾病由博返约的体现。

四十六难

【提要】本难讨论了青壮年与老年人夜晚睡眠差异的原因。

【原文】四十六难曰:老人卧而不寐[1],少壮寐而不寤[2]者,何也?

然:经言少壮者,血气盛,肌肉滑,气道通,荣卫之

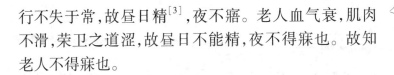

行不失于常，故昼日精[3]，夜不寤。老人血气衰，肌肉不滑，荣卫之道涩，故昼日不能精，夜不得寐也。故知老人不得寐也。

【注释】[1]卧而不寐：卧，躺在床上，不一定睡着。寐，睡着的意思。[2]寤：睡醒的意思。[3]精：精神饱满、神志清爽的意思。

【语译】第四十六问：老年人躺在床上而不能睡着，青壮年睡着而不容易醒来，这是什么原因呢？

答：医经上说，青壮年气血充盛，肌肉润滑，气道通利，荣卫之气的运行不失常度，所以白天神清气爽，夜晚睡着后不容易醒来。老年人气血虚衰，肌肉皱缩，荣卫之气运行的通道滞涩，所以白天精神不好，夜晚不容易睡着。这就是老年人夜晚不容易入睡的原因。

【按语】

1. 营卫循行与睡眠

本难提出夜间睡眠的质量，取决于三个原因：①气血充盛与否；②气道畅通与否；③荣卫运行正常与否。因此就不难理解老年人为什么夜难成寐，那是因为老年人气血衰少，而且肌肉干枯皱缩、气道滞涩、营卫失常所造成的。这里虽然论述的是生理性的衰退现象，但也为临床的病理现象提供了治疗的思路。另外，本难内容也见于《灵枢·营卫生会》，文字大同小异。另外在《灵枢》"大惑论""口问"等篇也有相关论述。

仔细考察这三个原因，其中最根本的应是营卫的运行。卫气在人体的循行具有一定的规律，白天行于体表，夜晚行于内脏，卫气至人体的阳分，则表现为清醒；卫气至人体的阴分，则表现为睡眠。而营气与卫气偕行，相互呼应，二者的协调是保证卫气正常生理功能发挥的前提条件。所以，"营卫之行，不失其常,故昼精而夜瞑"。营卫的正常循行是"睡眠－觉醒"节律形成的内在机制。

2.营卫学说在失眠治疗中的应用

失眠又称"不寐",是指经常不能获得正常睡眠为特征的一种病证。常表现为5种情况:①入寐艰难;②寐而易醒,醒后难以再睡;③时寐时醒,睡而不稳;④寐浅不酣;⑤彻夜不眠。在临床上凡是能引起营卫循行失常的因素,均可影响夜间睡眠质量。失眠一般常有以下几种原因:

(1)气血衰少:每由思虑劳倦太过,伤及心脾,气血内耗,营气不充于脉内,卫气虚赢于脉外,营卫循行失于常度,以致白天卫气不能振奋于阳分,则精神萎靡,夜晚卫气不能内涵于阴分,则神气浮越,自然睡卧不宁,夜梦纷纭。治疗以归脾汤为主方。营卫不足者,用桂枝加龙骨牡蛎汤治疗,方以桂枝汤补营益卫,助营卫协调,加龙骨、牡蛎以内敛卫阳,促其入于阴分,内涵而不浮。若偏于卫气不足,浮越较甚,可用安神定志丸;偏于营气不足,虚烦不寐者,用酸枣仁汤。

(2)气道艰涩:多见于饮食不节,肠胃受伤,宿食停滞,酿为痰热,或者瘀血内停等,均可致经络不通,气道艰涩,营卫升降失常,卫气不能按正常的节律由阳分转入阴分,则夜晚入寐艰难,甚至彻夜不眠。若为痰食阻滞,可用半夏秫米汤加神曲、山楂、麦芽等;若痰食郁而化热,可用黄连温胆汤;痰热甚而大便不通者可用礞石滚痰丸;若为瘀血阻滞气道,可用血府逐瘀汤。

(3)营卫失常:多因肝经郁火、心火,或心阴、肾阴亏耗,虚火上炎等,均可使卫气偏亢,营阴内耗,卫气夜晚不按正常节律入阴,或阴虚卫气失于涵藏,也可导致失眠。可用龙胆泻肝汤加龙骨、牡蛎、朱砂泻其肝火,潜其浮阳;或用朱砂安神丸清其心火,镇其心神;或用黄连阿胶汤养肾阴,祛浮热,促使卫气入阴,则患者自可安然入寐。

更有顽固失眠者,白天本该精力充沛,却精神萎靡不振,昏昏欲睡;夜晚本该安然入睡,却反而异常清醒,精神倍增,全无睡意,正常的"睡眠－觉醒"节律完全颠倒。对于这类病例,用一般方法难以取效,笔者根据营卫学说,拟定了上午促进卫气由阴出阳,下午促进卫气由阳入阴的方法来治疗,具体方法是:①促进卫气由阴出阳,振奋于阳分。一般嘱病人上午服用茶叶或咖啡,因为上午属阳,使卫阳升发,就是促进其出阴。并要求病人每天至少有一小时以上的体育活动量,因动则阳升,经脉通利,有利于气道通畅,营卫循行。②促进卫气由阳入阴。下午嘱病人服用涵阳入寐饮(经验方,由生地、首乌、柏子仁、酸枣仁、夜交藤、黄连、磁石、珍珠母、石决明、龙骨、牡蛎组成),夜卧前1小时服用天然朱砂0.5g。上、下午两法同步,一周后逐渐间1日、2日、3日……,最后停服。但朱砂服用不宜超过一周,如病人心理依赖性强,以后可用安慰剂代替朱砂。笔者在临床上治疗多例这类"睡眠－觉醒"节律完全颠倒的病人,甚者多年不愈者,均能取得较满意的疗效。

四十七难

【提要】本难论述了人的面部独能耐受寒冷的原因。

【原文】四十七难曰:人面独能耐寒者,何也?

然:人头者,诸阳[1]之会也。诸阴脉[2]皆至颈、胸中而还,独诸阳脉皆上至头耳,故令面耐寒也。

【注释】[1]诸阳:指手足三阳经脉。[2]诸阴脉:指手足三阴经脉。

【语译】第四十七问：人的面部独能耐受寒冷，这是什么原因呢？

答：人的头部，是手足各阳经的会聚之处，而手足各阴经都只到颈部、胸中就折还而不再上行了，唯独手足各阳经都上行到达头部，所以面部能耐受寒冷。

【按语】

1. 人面部独能耐受寒冷的原因

本难论述人的面部独能耐受寒冷的原因，是手足阳经都上行至头的缘故。《灵枢·邪气藏府病形》对此也有论述，认为面部耐寒是因为：①气血充盛（"十二经脉，三百六十五络，其血气皆上于面而走空窍"）；②面部皮肤厚，肌肉坚实（"而皮又厚，其肉坚"），可供参考。

从现代生理学来看，人的面部独能耐受寒冷，主要原因是人的适应能力。大家知道，人能够感受到冷、热，主要靠人体的冷觉、热觉感受器，这些感受器主要由神经末梢组成，而感受器有一个非常大的特点，就是有很强的适应能力。如人们常说的"入芝兰之室，久而不闻其香"。又如经常冬泳的人，比常人更能耐寒等，都是这个原因。人类为了眼、耳、鼻等器官能充分发挥功能，在生存和生命繁衍的过程中，形成了头、脸、手暴露在外的生存习惯。每当小孩一出生，就开始这样的暴露习惯，使其颜面部很快适应外界的冷热的变化。另外，头部和身体其他部分的解剖结构也有所不同，大脑居于一个骨性空腔——颅腔内，不仅它的抗损伤能力比其他部位强，而且外界气温对它影响也相对比躯干部弱，因此颜面部暴露在外，气温对大脑的影响相对较小，不会造成大脑中枢的功能障碍。这就可以理解为什么人类在生存过程中，为了适应环境会毫不犹豫地选择颜面部的暴露。

其次，头部有丰富的血供也是原因之一。不仅头部皮肤内血管丰富,而且大脑新陈代谢旺盛,相应脑血管的分布也非常丰富,虽然大脑重量仅占体重的3%,但是血流量却占全身血流量的15%左右。同时脑组织的耗氧量也较大,整个脑的耗氧量约占全身耗氧量的20%,因此产热较高。有人在环境温度为23℃时测定人的皮肤温度,结果足皮肤温度为27℃,手皮肤温度为30℃,躯干为32℃,额部为33~34℃。发现四肢末梢温度最低,越近躯干、头部,皮肤温越高。从这些事实来看,《内》《难》能在二千多年前就充分认识到:气血充盛是面部耐寒的一个重要原因,无疑是令人惊异的。

至于《灵枢》还提到面部皮肤厚、肌肉坚实("而皮又厚,其肉坚")也是面部耐寒的原因,这一点是不准确的。试考察全身皮肤,皮肤厚的部位主要是臀部、手掌和足底,皮肤较厚有背部等,其他如足背、股前内侧、腹部、肘前区、手背、胸部、头部包括颜面等,皮肤均较薄,颜面部的耳轮、眼睑的皮肤相对其他部位尤为菲薄,可见面部皮厚肉坚这一理由是没有充分依据的。据传说,解放前有一次成都地区医生会考,其中有一道题就是问面部耐寒的原因,有医生答"脸皮厚",一时传为笑谈。

2. 头为诸阳之会

头在人体中,位置最高,为髓海所居之处,手足三阳经络皆上循头部,阳气充足,独耐寒冷,故号称"诸阳之会",这是头部的生理特性。在临床上如果头部阳气不足,则六淫之邪易于侵犯,或内生诸邪上扰清阳,出现头昏、头痛、头重、头冷畏风等诸多症状。对于这一类临床病证,应用"头为诸阳之会"指导治疗,可取得满意疗效。如元代医家罗谦甫曾治疗一人:

……年逾六旬,春患头痛,昼夜不得休息,询其由,云:近在燕京,初患头昏闷、微痛,医作伤寒解之,汗后其痛弥笃,再汗之不堪其痛矣。遂归,每过郡邑必求治疗,医药大都相近,至今痛不能卧,且恶风寒,而不喜饮食。罗诊之,六脉弦细而微,气短促,懒言语。《内经》云:春气者,病在头。年高气弱,清气不能上升,头面故昏闷尔,且此症本无表邪,汗之过多,则清阳之气愈受亏损,不能上荣,亦不得外固,所以头痛楚而恶风寒,气短弱而憎饮食,以黄芪钱半,人参一钱,炙甘草七分,白术、陈皮、当归、白芍各五分,升麻、柴胡各三分,细辛、蔓荆子、川芎各二分,名之曰"顺气和中汤"。食后进之,一饮而病减,再饮而病却。

本案患者主症为头痛,始从表证治疗,汗后痛增不减,且兼恶风寒、不喜饮食、气短促、懒言语,脉弦细而微,再加上患者年逾六旬。罗氏考虑为气虚头痛,主要是因中焦清气不升,遂以补中益气汤为基本方。因中气不升,须防肝气横逆,所以加白芍敛肝。头痛甚笃,以至不能卧,所以稍佐细辛、蔓荆子、川芎以止痛。

又如清代医家郑寿全在《医法圆通》中指出"素禀阳虚之人,身无他苦,忽然头痛如劈,多见唇青,瓜甲青黑,或气上喘,或脉浮空,或劲如石。此阳竭于上,急于回阳收纳,十中可救四五。"

另外,本难提到手足阴经都只到颈部、胸中就折还而不再上行了,这并不是说阴经与头部没有联系,其实阴经也通过细小的分支以及与阳经的交联等与头部进行联系,如足厥阴肝经"循喉咙之后,上入颃颡,连目系,上出额,与督脉会于巅",就是上行到了头顶部的。

四十八难

【提要】本难从病人的脉象、疾病、症候三个方面论述了怎样判断虚实的问题。

【原文】四十八难曰：人有三虚三实，何谓也？

然：有脉之虚实，有病之虚实，有诊^[1]之虚实也。脉之虚实者，濡者为虚，紧牢者为实。病之虚实者，出者为虚，入者为实^[2]；言者为虚，不言者为实^[3]；缓者为虚，急者为实。诊之虚实者，濡者为虚，牢者为实；痒者为虚，痛者为实；外痛内快，为外实内虚；内痛外快，为内实外虚。故曰虚实也。

【注释】[1]诊：症候的意思。包括除脉象以外的病人主诉的症状和医生检查到的症状。[2]出者为虚，入者为实：出者，指内伤疾病由内外出或者精气由内向外走泄。入者，指邪气由外侵袭入内。[3]言者为虚，不言者为实：言者为虚，指慢性疾病尚未影响到言语者；不言者为实，指急性疾病邪气暴甚，壅塞心窍，不能言语者。

【语译】第四十八问：人有三虚三实，是针对哪些情况而言的呢？

答：有脉象的虚和实，有疾病的虚和实，有症候的虚和实。所谓脉的虚实，一般是脉细软者为虚，紧实有力者为实。所谓疾病的虚实，一般是内伤疾病从内向外浅出的为虚，外伤疾病邪气由外向内深入的为实；久病尚能言语的为虚，暴病而不能言语的为实；疾病进展缓慢的为虚，疾病进展快速的为实。所谓症候的虚实，一般是医生触按感觉到软弱无力的为虚，坚实有力的为实；有痒的感觉的属虚，有痛的感觉的属实；体表有疼痛而体内感觉舒适的，属外实内虚；体内有疼痛而体表感觉舒适的，为内实外虚。所以说有三虚三实。

【按语】本难所提出判断虚实的方法，虽然只是列举了脉象、疾病、症状三个方面的一些单一的表现，但颇有参考价值，见表8：

表8　虚实证脉证特点及病理意义

	实的常见表现	虚的常见表现
脉象	紧实有力	小弱无力
疾病	病邪内入	病邪外出
	不能言语	能够言语
	进展快速	进展缓慢
症状	坚实有力	软弱无力
	痛	痒
	体表疼痛,体内舒适——外实内虚 体内疼痛,体表舒适——外虚内实	

　　虚实作为中医诊断的纲领,决定了治疗中的攻与补,因此分析虚实在临床上是相当重要的,同时也是比较复杂的,如果对收集到的临床资料进行综合的分析,在一个病人身上出现了虚实并见的结果,这时就不只是单纯的虚实问题,需要进一步分析虚实夹杂、虚实转化、虚实真假等情况,以作出更符合客观实际的判断。

四十九难

【提要】本难论述了五脏自病与五邪所伤的区别。

【原文】四十九难曰:有正经[1]自病,有五邪[2]所伤,何以别之?

　　然:经言忧愁思虑则伤心,形寒饮冷则伤肺,恚怒[3]气逆,上而不下则伤肝,饮食劳倦则伤脾,久坐湿地、强力入水^[4]则伤肾。是正经之自病也。

何谓五邪？

然：有中风，有伤暑，有饮食劳倦，有伤寒，有中湿，此之谓五邪。

假令心病，何以知中风得之？

然：其色当赤。何以言之？肝主色。自入为青，入心为赤，入脾为黄，入肺为白，入肾为黑。肝为心邪，故知当赤色也。其病身热，胁下满痛，其脉浮大而弦。

何以知伤暑得之？

然：当恶臭。何以言之？心主臭。自入为焦臭，入脾为香臭，入肝为臊臭，入肾为腐臭，入肺为腥臭。故知心病伤暑得之也，当恶臭。其病身热而烦，心痛，其脉浮大而散。

何以知饮食劳倦得之？

然：当喜苦味也。虚为不欲食，实为欲食。何以言之？脾主味。入肝为酸，入心为苦，入肺为辛，入肾为咸，自入为甘。故知脾邪入心为喜苦味也。其病身热而体重，嗜卧，四肢不收，其脉浮大而缓。

何以知伤寒得之？

然：当谵言妄语。何以言之？肺主声。入肝为呼，入心为言，入脾为歌，入肾为呻，自入为哭。故知肺邪入心为谵言妄语也。其病身热，洒洒恶寒，甚则喘咳，其脉浮大而涩。

何以知中湿得之？

然：当喜汗出不可止。何以言之？肾主湿。入肝为泣，入心为汗，入脾为液，入肺为涕，自入为唾。故知肾邪入心，为汗出不可止也。其病身热而小腹痛，足胫

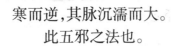

寒而逆,其脉沉濡而大。

　　此五邪之法也。

【注释】[1]正经:即十二经脉。这里指十经正经所连属的五脏。[2]五邪:指下文所提到的风、暑、饮食劳倦、寒、湿五种致病因素。[3]恚怒:恚(huì,音会),恨、怒的意思。恚怒,同义复词,即怒的意思。[4]强力入水:强,勉强的意思。强力,指力不胜任、强用其力或勉强用力去做的意思。入水,指用力劳累后,再入水中。

【语译】第四十九问:疾病的形成,有连属于正经的五脏自身患病的,也有由于五邪所伤的,怎样来加以区别呢?

　　答:医经上说,过度的忧愁思虑就会伤害心脏;形体受寒、饮食寒冷就会伤害肺脏;愤怒太过,引起气机上逆而不下行,就会伤肝;饮食不节、劳累过度就会伤脾;在潮湿的地方长期居住,或者强行用力后,又进入水中,就会伤害肾脏。这些就是连属于正经的五脏自身患病。

　　问:什么叫做五邪?

　　答:有伤于风的,有伤于暑的,有伤于饮食不节或劳累过度的,有伤于寒的,有伤于湿的。这些致病因素就叫做五邪。

　　问:如果心脏患病,通过什么来知道是因为伤风而得病呢?

　　答:病人的面部应当显现红色。为什么这样说呢?因为颜色由肝脏所主,而风与肝木相通,所以可以通过五色的变化来了解五脏伤于风的情况。如果风邪侵犯肝本身,则表现为青色,侵袭心表现为赤色,侵袭脾表现为黄色,侵袭肺表现为白色,侵袭肾表现为黑色。因此,与肝相通的风邪侵袭心脏,应该知道表现为红色。同时在证候方面还可以出现全身发热、胁下胀满疼痛、脉象浮大而弦等。

　　问:通过什么知道是伤于暑而得病的呢?

　　答:病人应当厌恶焦煳的气味。为什么这样说呢?因为气味由心所主,暑与心火相通,所以可以通过气味的变化来了解五脏伤于暑的情况。如果暑邪侵犯心本身,则厌恶焦煳气,侵袭脾则厌恶香的气味,侵袭肝则厌恶臊的气味,侵袭肾则厌恶腐败气味,侵袭肺则厌恶腥的气味。所以心脏由伤暑而得病,应该知道病人厌恶焦煳的气味。同时在证候方面还可以出现全身发热、心烦、心痛、脉象浮大而散等。

问:通过什么知道是伤于饮食不节或劳累过度而得病的呢?

答:病人应当偏好苦味。虚证表现为不想吃东西,实证表现为仍要进食。为什么这样说呢?因为味道由脾所主,而饮食不节或劳累过度多先伤脾,然后波及它脏,所以可以通过对味的爱好方面来察知五脏受病的情况。病邪伤肝则偏好酸味,伤害心则偏好苦味,伤害肺则偏好辛辣味,伤害肾则偏好咸味,若伤害脾脏本身则偏好甜味。所以易于伤脾的病邪伤害了心脏,应该知道病人偏好苦味。同时在证候方面还可以出现全身发热、身体沉重、嗜卧、四肢疲乏无力、脉象浮大而缓等。

问:通过什么知道是伤于寒而得病的呢?

答:病人应当有胡言乱语的表现。为什么这样说呢?因为声音是由肺所主。寒邪侵袭肝表现为呼叫声,侵袭心表现为胡言乱语,侵袭脾表现为歌唱,侵袭肾表现为呻吟,寒邪伤害肺脏自身则表现为哭泣。所以,易于伤肺的病邪侵袭了心脏,应该知道表现为胡言乱语。同时在证候方面还可以出现全身发热、战栗怕冷,甚至喘咳、脉象浮大而涩等。

问:通过什么知道是伤于湿而得病的呢?

答:病人应当有汗出不止的表现。为什么这样说呢?因为水液由肾所主,而湿与肾相通,所以可以通过水液的变化来了解五脏伤于湿邪的情况。湿邪侵袭肝表现为易流眼泪,侵袭心表现为容易出汗,侵袭脾表现为容易流涎,侵袭肺表现为容易流鼻涕,侵袭肾脏自身则表现为容易流唾液。所以容易伤肾的病邪侵袭了心脏,应该知道表现为汗出不止。同时在证候方面还可以出现全身发热、小腹疼痛、足胫寒而逆冷、脉象沉濡而大等。

这就是诊断五邪所伤的方法。

【按语】

1. "正经自病"与"五邪所伤"

本难所认为的"正经自病"包括两个方面：（1）与五脏相通的邪气引起本脏的损伤。所谓与五脏相通的邪气，即文中提到的"五邪"，风为肝邪，暑为心邪，饮食劳倦为脾邪，寒为肺邪，湿为肾邪，这种邪气侵犯称为"自入"，如形寒饮冷则伤肺、饮食劳倦则伤脾等。（2）也指其他邪气直接引起本脏的损伤。如忧愁思虑则伤心、恚怒气逆上而不下则伤肝等。

"五邪所伤"是指病邪由其他脏传变而来所引起的病变，其中包括了与邪气相通的脏器的损伤，以及传变受邪的脏器，即有两脏同时发病。如本难所例举的心受五邪所伤所表现的症候中，既有心本身的表现，又有与邪气相通脏器的表现。试从与肾相通的湿邪入侵于心来考察，除可见到汗出不止、身热、脉大等心病特征外，还可见到小腹疼痛、足胫寒而逆冷、脉象沉濡等肾病特征。

2. 肺邪入心为谵言妄语

本难提到，心病伤寒，以谵言妄语为特征表现，其原因是肺邪入心。第58难明确指出伤寒有狭义和广义两种，而本难伤寒与风、暑、湿等并列，应该是狭义伤寒。从后世对伤寒的研究来看，出现谵言妄语，其病机多是寒邪入里，从阳明化热，或散漫于气分，或结热于胃肠，扰乱心神所致。此时只需清泄阳明盛热，如白虎汤、承气汤之类，则谵言妄语自己，如用犀角、牛黄等清心之法，反致偾事。

至于肺邪入心，而致谵言妄语，则多是温病的传变规律。温病由上焦下传，分顺传和逆传两途，顺传为常，逆传为变。顺传是病邪由上焦传入中焦,病势方张,邪热炽盛,是温病的中期或极期阶段,当然这种传变并非是必然的,如诊治及时,也可使病势顿挫,而不再发展。逆传是指由于失治,或由于误治,或由于病势嚣张等原因,上焦肺卫之邪不解,陷入心包,致机窍阻闭的传变规律。此时则当用安宫牛黄丸、至宝丹、紫雪丹等以清心开窍,如有痰热胶固,可用菖蒲郁金汤①等以豁痰开窍,方为正治。

可见,《难经》虽然已比较明确地提出了"伤寒有五"的观点,但对温病、伤寒之间的不同规律认识还是粗浅的。

3. 湿邪扰心喜汗出不可止

湿邪致病,易伤中焦脾胃。因此湿邪损害脾胃所致病证,每为临床医生所重视。但湿邪扰心,所致汗出不止,则常被忽视。

如《素问·病能论》中用泽泻、白术、麋衔三味治疗"酒风"②汗出如浴,就是湿邪扰心所致汗证的一个典型例子。明代著名医家张介宾注释说:"酒性本热,过饮而病,故令身热。湿热伤于筋,故解堕。湿热蒸于肤腠,故汗出如浴。汗多则卫虚,故恶风。卫虚则气泄,故少气。因酒得风而病,故曰酒风。"过饮酒浆,湿热内生,内扰心营,则汗出如浴。至于用药,张介宾说:"泽泻,味甘淡,性微寒,能渗利湿热。白术,味甘苦,气温,能补中燥湿止汗。麋衔,即薇衔,一名无心草,南人呼为吴风草,味苦平,微寒,主治风湿。十分者,倍之也。五分者,减半也。"三味配合,以治湿为主,分别从淡渗利湿、补中燥湿、祛风

---

① 菖蒲郁金汤:方见《温病全书》,用治伏邪风温,辛凉发汗后,表邪虽解,暂时热退身凉,而胸腹之热不除,继则灼热自汗,烦躁不寐,神识时昏时清,夜多谵语,脉数舌绛,四肢厥而脉陷方。药物组成:石菖蒲、炒栀子、鲜竹叶、牡丹皮各三钱,郁金、连翘、灯芯各二钱,木通一钱半,竹沥(冲)五钱,玉枢丹(冲)五分。水煎服。

② 《素问·病能论》:"有病身热解堕,汗出如浴,恶风少气,此为何病? 岐伯曰:病名曰酒风。帝曰:治之奈何? 岐伯曰:泽泻、术各十分,麋衔五分,合以三指撮为后饭。"解堕,同懈惰,即懈怠、懒惰、松软疲困的意思。

胜湿三个方向配伍，这是治疗湿扰心营、汗出不止最古老的一个记载。

又如汉代张仲景治疗风湿所致"脉浮、身重、汗出恶风"，在防己黄芪汤中用防己、白术祛风胜湿，消除内扰心营的湿邪，配合黄芪固表则风自散，汗自止。这是湿邪在表、内扰心营、肺卫不固所致的汗证。

近代名医何时希曾治疗一例"手足狂汗"的病人，平时小便极少，但又渴而引饮，饮水甚多。用防己、黄芪、白术、泽泻、茯苓为主方，加龙骨、牡蛎、麻黄根等治疗而愈。从其主证来看，饮水很多，但小便却又异常地少，水液代谢失衡，在体内不为润泽之职，反而异化为湿邪，内扰心脏，所以有"手足狂汗"的表现。何氏巧妙地采用祛湿之法，化用古方，而获佳效。

湿邪扰心所致汗证，有可能是湿邪的直接作用，也有可能首先引起其他器官的疾病，而后波及心脏。因此在诊治上，应具体分析，如肝胆湿热，扰心汗出，则宜清肝胆、利湿热，可用龙胆泻肝汤取效；如为脾胃湿热，扰心汗出，则应清中焦湿热，用黄连温胆汤等。临床以后者最为多见。

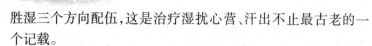

五十难

【提要】本难用五行生克理论讨论了五邪(虚邪、实邪、贼邪、微邪、正邪)的具体涵义。

【原文】五十难曰：病有虚邪，有实邪，有贼邪，有微邪，有正邪，何以别之？

然：从后[1]来者为虚邪，从前[1]来者为实邪，从所

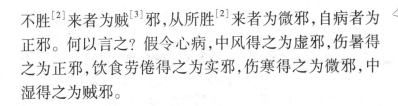

不胜[2]来者为贼[3]邪,从所胜[2]来者为微邪,自病者为正邪。何以言之? 假令心病,中风得之为虚邪,伤暑得之为正邪,饮食劳倦得之为实邪,伤寒得之为微邪,中湿得之为贼邪。

【注释】[1]后、前:按照五行相生的顺序循环排列五脏,肝(木)、心(火)、脾(土)、肺(金)、肾(水),则右为前,左为后。那么后面为生我之脏,前面为我生之脏。[2]所胜、所不胜:所胜指五行生克关系中我能克制的一方。所不胜,指五行关系中克制我者方。如金克木,则金为木之所不胜,而木为金之所胜。[3]贼:害、残害的意思。

【语译】第五十问:导致疾病的邪气有虚邪,有实邪,有贼邪,有微邪,有正邪,通过什么来区别呢?

答:从生我之脏传来的邪气称为虚邪,从我生之脏传来的邪气为实邪,从克我之脏传来的邪气为贼邪,从我克之脏传来的邪气为微邪,邪气未经传变而直接侵犯本脏导致疾病的为正邪。为什么这样说呢?假使疾病发生在心脏,因为风邪入侵而得病的是虚邪,因为伤暑而得病的为正邪,因为饮食不节或劳累过度而得病的为实邪,因为寒邪入侵而得病的为微邪,因为伤湿而得病的为贼邪。

【按语】本难承49难对"五邪所伤"作了进一步的讨论。上难侧重论述"正经自病"与"五邪所伤"的区别,而本难则深入探讨了由于生克关系的不同,由五脏传变而来的邪气引起疾病的轻重也有所不同。从本难对五邪的命名中,就可以看出这些名称实际上寓有对病邪的性质和发病的轻重情况等的说明。如虚邪、实邪,虚是虚弱、不充实的意思,虚邪就是弱邪,因为邪气从生我之脏来,挟有生我之正气,则病轻易退,故称虚邪;实是充盛、盈满的意思,实邪就是强邪,因为邪气从我生之脏来,该脏本身接受我的正气,功能旺盛,现在反戈一击,则病重难退,故称实邪。

从49难与本难对五脏受邪情况的分类可以看出,古人十分重视疾病中脏与脏之间的相互关系。正经自病所伤,病变主要局限在一个脏器,对其他器官的影响不大。五邪所伤,则病变至少波及两个器官,则病变影响的范围较大,由于生克关系的不同,从五脏传变而来的邪气致病力也有所差异,因而进一步分为虚邪、实邪、贼邪、微邪、正邪。这种认识方法,不仅确定了病变波及的范围,而且深入分析了邪气影响脏器后的传变关系,有利于对预后的判断,有助于确定恰当的治疗方法。虽然这种方法很早就提出来了,但由于历史的原因,后世医家很少在临床中运用。今天,要进一步提高中医辨治水平,尤其对提高多病因损伤、多病机演变的内科杂病的辨治水平,细化临床辨证思维,本难提出的这种方法仍具有参考、启示作用。

五十一难

【提要】本难讨论了通过病人的喜恶来判断疾病属脏、属腑的方法。

【原文】五十一难曰:病有欲得温者,有欲得寒者,有欲得[1]见人者,有不欲得[1]见人者,而各不同,病在何藏府也?

然:病欲得寒,而欲见人者,病在府也;病欲得温,而不欲得见人者,病在藏也。何以言之? 府者阳也,阳

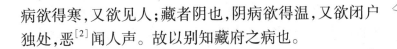

病欲得寒,又欲见人;藏者阴也,阴病欲得温,又欲闭户独处,恶[2]闻人声。故以别知藏府之病也。

【注释】[1]得:此处为能够的意思。而前面"得温、得寒"中的得,为得到、获得的意思。[2]恶(wù,音悟):讨厌、不喜欢的意思。

【语译】第五十一问:生病后,有的想要得到温暖,有的想要得到寒凉,有的愿意见人,有的不愿意见人,而各有不同的情况,怎样通过它判断疾病是在脏还是在腑呢?

答:生病后想要得到寒凉,而且愿意见人的,疾病在腑;生病后想要得到温暖,而不愿意见人的,疾病在脏。为什么这样说呢?腑属阳,阳病则热有余,所以想得到寒凉,且阳与外相应,所以又愿意见到人;脏属阴,阴病则寒有余,所以想得到温暖,且阴与内相应,所以又喜欢关门闭户,独处一室,不喜欢吵闹的地方。所以根据这些,就可以判断疾病属脏属腑。

【按语】人的欲望和需求有一定的生理基础。如天气寒冷则人欲温暖,天气酷热则人欲凉爽,这是为维持人体体温恒定的需要。又如人的渴感,实际上是水、盐代谢失衡的一种信号,因为在下丘脑视上核侧面有口渴中枢,如水盐代谢失衡引起血浆晶体渗透压升高,可使口渴中枢的神经细胞脱水而引起渴感,口渴的感觉使人寻水解渴,饮水后血浆渗透压下降,渴感消失,从而起到了调节作用。人的欲望和需求可以在人的行为、感受、口味等方面,表现为一定的喜恶,因此在病理上就可以通过患者的喜恶来了解患者机体的状态。古人很早就观察到了这种现象,如《内经》中有"临病人问所便"的论述。本难通过病人的喜恶来判断属脏属腑的方法,已经将这一现象运用到临床诊断中了。后世《望诊遵经》中提到的意态诊法,又对之进行了系统总结和归纳。

病人的动静姿态，和疾病有密切的关系，不同的疾病产生不同的病态。从喜恶的角度来看，病人喜欢的姿态往往能减轻病人的痛苦。如腹痛，病人多以手护腹，行动前倾。如患者于行走之际，突然停步，以手护心，不敢行动，多为真心痛。又如患者蹙额捧头，俯不欲仰，多是头痛等等。病人卧时常向外，身轻能自转侧，为阳证、热证、实证；反之，卧时喜向里，身重不能转侧，多为阴证、寒证、虚证。

病人对寒热的喜恶，往往可以直接提示疾病的寒热、阴阳。如病人畏缩多衣，必是恶寒，非表寒即里寒。常欲揭衣被，则知其恶热，非表热即里热。仰头喜光，多为热病。阳证多欲凉爽，并喜欢热闹；阴证多欲温暖，并喜欢安静，闭门独处。

病人对饮食的喜恶，往往可以提示病因。一般而言，厌食必恶食、厌油必恶油，这是在日常生活中都可以观察到的现象。如厌食，兼见嗳气酸腐、脘腹胀痛、舌苔厚腐者，多属食滞内停。多食易饥，兼见口渴心烦、舌红苔黄、口臭便秘者，属胃火亢盛，如兼大便溏泄者，属胃强脾弱。小儿喜嗜生米、泥土，兼见消瘦、腹胀腹痛、脐周有包块按之可移者，属虫积等。病人口渴欲饮，提示热盛伤津或阴虚不润。

甚至有时通过病人对药气的喜恶，可以判断辨证的正确与否。如清代名医王孟英在《归砚录》中指出："所云中病与否，闻气即知，最为有理。""要知中病之药，不必入口而知，闻其气即喜乐而欲饮；若不中病之药，闻其气则厌恶之。"并记载有两则医案：

案1：曩①省中顾筼和大令之室②患暑，医者以其产后而泥③用肉桂，病者闻之甚畏，坚不肯服，家人再四劝饮，遂致不救。

案2：郡中朱姓，素有饮癖④，在左胁下，发则胀痛呕吐。始

---

① 曩（nǎng）：以往，过去。
② 室：妻子的代称，也称妻室。
③ 泥（nì）：固执、死板、拘泥。
④ 饮癖：癖，潜匿在两胁间的积块。中医分为食癖、饮癖、寒癖、痰癖、血癖等。

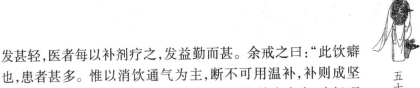
发甚轻,医者每以补剂疗之,发益勤而甚。余戒之曰:"此饮癖也,患者甚多。惟以消饮通气为主,断不可用温补,补则成坚癖①,不可治矣。"不信也。后因有郁结之事,其病大发,痛极呕逆,神疲力倦,医者乃大进参、附,热气上冲,痰饮闭塞,其痛加剧,肢冷脉微,医者益加参、附,助其闭塞。饮药一口,如刀箭攒②心,哀求免服。妻子环跪③泣求曰:"名医四人合议立方,岂有谬误?人参如此贵重,岂有不效?"朱曰:"我岂不欲生?此药实不能受?使我少缓痛苦,死亦甘心耳。必欲使我痛极而死,亦命也。"勉饮其半,火沸痰壅,呼号宛转而绝。……(《归砚录》)

案一病人暑病用热药,患者闻而生厌。案二患者本为饮癖,反用参、附补益之品,痰、热胶闭,痛极呕逆,饮药一口,如刀箭攒心,药与病不应,机体不受,表现为病人对该药的极度厌恶。二例皆勉强服下,以致疾病误治、失治而不救。可见,临床之时,病人对药物的喜恶反应,不可不加以重视,并客观分析。

但是应该指出的是,病人的喜恶表现,具有一定的相对性,如味道极苦、极怪之药,人皆生厌,难以喜恶论之,又如小孩,一般都会拒药,这并不意味着药不对病。甚至有时也可能表现为假象,如明代医家喻嘉言曾治疗一人:

徐国珍伤寒六七日,身热目赤,索水到前,复置不饮,异常大躁,门牖④洞启,身卧地上,辗转不快,要求入井。一医急治承气⑤将服。喻诊其脉,洪大无伦,重按无力。乃曰:"是为阳虚欲脱,外显假热,内有真寒,观其得水不欲咽,而尚可咽大黄、芒硝

---

① 坚癖:癖证久积不移,坚硬如石者,称为坚癖,多由食癖、饮癖、寒癖、痰癖、血癖等发展而来。

② 刀箭攒(cuán)心:攒,簇拥、围聚、聚集的意思。很多刀箭插在心上的意思。

③ 妻子环跪:妻子、儿女在四周跪下。

④ 牖(yǒu):窗户。

⑤ 急治承气:治,办理、处理。承气,指承气汤,有大承气汤、小承气汤、调胃承气汤之分,这里似指大承气汤。主要由大黄、芒硝、枳实、厚朴四味药组成。

乎？天气燠蒸,必有大雨①,此证顷刻一身大汗,不可救矣。"即以附子、干姜各五钱,人参三钱,甘草二钱,煎成冷服。服后寒战戛齿②有声,以重绵和头复③之,缩手不肯与诊,阳微之状始著。再前药一剂,微汗热退而安。(《古今医案按》)

本案病人意欲饮水、欲卧凉地,甚至想入井取凉,其喜恶似乎明显表现为热证,再加上身热目赤、异常烦躁,极易误诊为阳明热实之证。也难怪前医主以承气汤通下泻热。而喻嘉言观察更为仔细,患者虽欲饮水,但索水不咽;脉虽洪大无伦,但重按无力。于是辨出这是阳虚欲脱,外显假热,内有真寒,用回阳救逆之法而安。由此可见,通过患者的喜恶进行辨证,临床上应结合具体病情,四诊合参,不可有所偏倚,否则可能会导致错误。

此外,本难仅对五脏阳虚或阴胜、六腑阴虚或阳胜的方面进行了讨论。而五脏阴虚或阳胜、六腑阳虚或阴胜的情况,在临床上仍然是存在的,其表现正好相反。

五十二难

【提要】本难论述了脏、腑的发病,在根本上是不相同的。

---

① 天气燠蒸,必有大雨:燠(yù),热、温热的意思。这句话是比喻疾病而言的,并非指天气。患者现在全身一派热象,就好像蒸热的天气,随后可能像酷热天气之后常常下大雨一样,出现全身大汗。本来衰微的阳气随大汗而走泄,就会有生命危险。

② 戛齿:戛(jiá),轻轻敲打。牙齿上下碰触。

③ 复:动词,覆盖的意思。

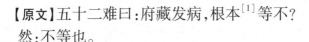

【原文】五十二难曰：府藏发病，根本[1]等不？

然：不等也。

其不等奈何？

然：藏病者，止而不移，其病不离其处；府病者，彷佛[2]贲响[3]，上下行流，居处无常。故以此知藏府根本不同也。

【注释】[1]根本：同义复词。本，也就是根、始的意思。[2]彷佛：通仿佛，似乎、好像的意思。[3]贲响：贲，同奔，奔走、走窜的意思。贲响，指气走窜而发出声响。

【语译】第五十二问：腑或脏发生疾病，在本质上是相同的吗？

答：不相同。

问：怎么知道是不相同的呢？

答：脏的疾病，较为固定而不移动，病位不会离开脏的位置；腑的疾病，好像有一股气走窜作响，或上行，或下流，部位不固定。所以通过这些特点，可以知道脏和腑发生疾病在本质上是不同的。

【按语】本难论述脏病与腑病的症状有所不同，究其原因，实际上与脏腑所在范围、活动度不同，以及津气流通异常有关。五脏尽管大小各异，但都有相对固定的位置，活动度小，涉及的范围比较局限，发生病变以后，其局部症状也就主要表现在脏器所在部位，故多固定不移。六腑与五脏不同，不仅形态较五脏不规则，涉及的范围较五脏大，而且具有一定活动性。如空腹时胃的容量只有 50ml 左右，进食后可达 1 500ml，甚者可达3 000ml，胃的大小形态在饥饱之间可以相差 30～60 倍。又如肠包括小肠、大肠，活动度一般较大，与胃联为一体，形成一条很长的管道。又如中医描述的供津气运行的三焦，更是无处不在,涉及的范围远较五脏广。因此六腑一旦发生病变,除局部器质的病变可以有较为固定的位置外,功能失调引起的经隧挛急或松弛,以及津气运行异常的气郁、湿滞、痰凝、水饮,就难于固定在一定的部位了。本难以"止而不移"、"居处无常",辨别病位在脏在腑,很有指导价值。

有些注家认为本难所论述的脏病、腑病的病状,颇似积聚,积为有形之积,所以固定不移;聚为无形之聚,所以时有时无,或聚或散。因此,有人认为原文中脏腑二字应该是积聚。也有人解释为积病固定不移而主静,静为阴,脏也属阴,所以称为脏病;聚病游移不定而主动,动为阳,腑也属阳,所以称为腑病,二者是一致的。我们认为,从积聚来解释本难,颇为牵强,似非《难经》原意。如果本难是在论述积聚,那么就没有必要在55难又对积聚专门加以论述了,所以明代著名医家徐洄溪在《难经经释》中也颇感不解地说:"此节(指第55难)积聚二字,剖晰最为明晓。然当合五十二难共成一条,不必分作两章也。"这种重复已不是《难经》惜墨如金的风格。

五十三难

【提要】本难运用五行相生相克理论,讨论了五脏传变的规律与预后的关系,即按相生关系传变的预后好,按相克关系传变的预后差。

【原文】五十三难曰:经言七传[1]者死,间藏[2]者生,何谓也?

然:七传者,传其所胜也;间藏者,传其子也。何以言之？假令心病传肺，肺传肝，肝传脾，脾传肾，肾传心，一藏不再伤[3]，故言七传者死也。间藏者，传其所生也。假令心病传脾，脾传肺，肺传肾，肾传肝，肝传心，是母子相传，竟[4]而复始，如环无端，故言生也。

【注释】[1]七传：七，古与"次"通，依次的意思。七传，即次传，依次相传的意思。[2]间藏：间，间隔的意思。五行按相克的顺序排列，则为金、木、土、水、火，那么间隔一脏或二脏就为相生之脏。[3]一藏不再伤：伤，伤害，这里指再次受病。即每一脏不能再次受病。如次传，肝病传脾，循环一周后，又传至肝，是肝脏再次受病。[4]竟：尽、终止的意思。

【语译】第五十三问：医经上说，五脏疾病属于次传的预后差，属于间脏的预后好。这是什么意思呢？

答：所谓次传，也就是依次传给相克的脏；所谓间藏，也就是依次传给相生的脏。为什么这样说呢？假使心病传给肺，肺又传肝，肝又传脾，脾又传肾，肾又传心，每一个脏不能再次受病，所以说次传的预后多不良。间藏，是依次传给相生的脏，假使心的病变传给脾，脾的病变传给肺，肺的病变传给肾，肾的病变传给肝，肝的病变传给心，是母脏与子脏之间的传变，邪势每传每减，而循环如同圆环一样没有端口，终而复始，所以说这样的传变预后多良好。

【按语】结合 50 难所论，可知本难的"次传"，传递的是贼邪，脏与脏之间本是相互制约的关系，又加上邪势较盛，故病变一般较重；"间藏"，传递的是虚邪，脏与脏之间本是相互生养的关系，并且邪势轻微，故病变一般较轻。

此外本难所论一脏为病，而传变以及它脏，传一传二，传三传四，似乎五脏皆病，在论述次传之时，竟然周而复始，如环无端,让人不可思议。所以近代名贤张山雷对此也觉不合情理,认为应该理解为"盖亦论其大要而已。非谓患病者固皆如是也。"

五十四难

【提要】本难讨论了脏病、腑病治疗难易的判断方法,即按相生的关系传变,则病浅易治;按相克的关系传变,则病深难治。

【原文】五十四难曰:藏病难治,府病易治,何谓也?

然:藏病所以难治者,传其所胜也;府病易治者,传其子也。与七传、间藏同法也。

【语译】第五十四问:脏的病变比较难治,腑的病变容易治疗,这是怎么一回事呢?

答:脏的病变之所以难治,是因为传变到它所克制的一脏;腑的病变容易治疗的原因,是因为传变到它相生的一腑,即子腑。传变的规律与前面所讲的"七传"、"间藏"是一致的。

【按语】

1. 疾病按生克规律传变治疗的难易

本难只提到脏病传其所克难治,腑病传其所生易治。那么,脏病会不会传其所生,而腑病又会不会传其所克? 答案是肯定的。其实,本难所要表达的中心意思是,病传相克则难治,病传相生则易治。因此,本难言外之意也就有:脏病若按相生

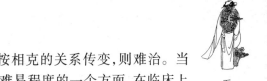

的关系传变,则易治;腑病若按相克的关系传变,则难治。当然,这种规律仅仅是决定治疗难易程度的一个方面,在临床上疾病治疗的难易是受多方面影响的,所以应综合加以考虑。

2. 生克辨证防治观

以五行生克规律为指导的辨证防治观,在《难经》得到了广泛运用。在生理上,除五脏六腑具有五行属性外,人身的经脉及俞穴都具有五行属性,它们之间还存在着相生相克的关系。如第66难说:"阴井木,阳井金;阴荣火,阳荣水;阴俞土,阳俞木;阴经金,阳经火;阴合水,阳合土。阴阳皆不同。"指出十二经的井、荣、俞、经、合诸穴各具五行属性,而六阴经与六阳经互不相同。在病理上,常以五行生克规律为指导,阐明疾病的发生和传变规律。疾病的发生,有本脏本经受邪而生,也有它脏它经传变而得。第53难说:"假令心病传肺,肺传肝,肝传脾,脾传肾,肾传心。"这是按五行相克关系"传其所胜"。又说:"假令心病传脾,脾传肺,肺传肾,肾传肝,肝传心,是母子相传",这是按相生关系传变的,53难详细阐述了五脏疾病的传变规律,而本难则论述了五脏疾病的传变后治疗难易的规律。此外还有母病及子、子病犯母,如第10难所说的"肝邪干心"、"脾邪干心"。也有传其所胜、传其所不胜,如"肾邪干心"、"肺邪干心"等。

在诊断上,第24难说:"足少阴气绝,……戊日笃,己日死"。"足太阴气绝,……甲日笃,乙日死"。"足厥阴气绝,……庚日笃,辛日死"。"手太阴气绝,……丙日笃,丁日死"。"手少阴气绝,……壬日笃,癸日死"。这是根据五行相胜之理,论述经脉气绝的病情加重,甚至死亡,多在其所不胜之时日。

在治疗上,根据五行生克之理,制订补泻法则,提出种种防病、治病原则。尤其突出的是在运用五行生克规律,指导针刺的防病治病原则,更是《难经》首创。如第69难提出"实则泻其子,虚则补其母"。凡由它脏它经传变而病者,取母经或子经的腧穴。如手少阴心属火,病实则泻其子经足太阴脾;病虚则补其母经足厥阴肝。凡"正经自病,不中他邪者",则取本经的母穴或子穴。如第 79 难说:"迎而夺之者,泻其子也;随而济之者,补其母也。"

此外,第 77 难说:"所谓治未病者,见肝之病,则知肝当传之与脾,故先实其脾气,无令得受肝之邪,故曰治未病焉。"这是根据五行相克关系,推测疾病的传变,对可能受病之脏,使用补法,以防止疾病的发展。这一预防医学思想和肝病实脾的例子,说明在治病时必须重视和掌握防止疾病传变的规律。

由此可见,五行生克规律在《难经》中已经得到深入而广泛的应用,无论是对疾病的认识,还是诊断、预防或治疗,都带上了五行生克规律的烙印。

五十五难

【提要】本难讨论了积和聚两种病证的不同发病机制和临床鉴别方法。

【原文】五十五难曰:病有积、有聚,何以别之?

然:积者,阴气[1]也;聚者,阳气[1]也。故阴沉而伏,阳浮而动。气[2]之所积名曰积,气之所聚名曰聚。故积者,五藏所生;聚者,六府所成也。积者阴气也,其始发有常处,其痛不离其部,上下有所终始,左右有所穷处。聚者阳气也,其始发无根本,上下无所留止,其痛无常[3]处,谓之聚。故以是别知积聚也。

【注释】[1]阴气、阳气：气为阳,阳气即指气;血为阴,阴气即指血。聚者病浅,为气分之病;积者病深,为血分之病。[2]气：气包括阴气和阳气。此处当指阴气,即精、血、津液等总称。有人疑为"血"字之误。[3]常：与"定"意思相同。

【语译】第五十五问：有积病,有聚病,通过什么来加以判别呢？

答：积病属于阴血的病变,聚病属于阳气的病变。所以积具有阴的沉而潜伏的特点,聚具有阳的浮而游动的特点。由有形的阴血积蓄而生的病证叫做积,由无形的阳气聚合而成的病证叫做聚。所以积病多由属阴的五脏所生,聚病多由属阳的六腑所成。因为积是属于阴血的病变,所以它的原发病灶较为固定,疼痛也不超出患病的部位,它的形状上下有起止,左右也有一定的轮廓。因为聚属于阳气的病变,所以它初发没有具体的形态,或上或下,并无固定的部位,疼痛也没有固定的处所,这就是聚。所以,通过这些症状,就可以判断是积还是聚了。

【按语】积聚一病,虽然首见于《内经》,如《灵枢·五变》提出了积聚的概念,认为是因皮肤、肌肉瘦薄松弛,没有光泽,相应肠胃也处于一种病理状态,从而邪气侵犯,滞留不去而形成,但真正系统加以阐述的,首见于《难经》。

本难在论述中指出,虽然积为脏病,发而有形,固定不移,痛有定处,病在阴血;聚为腑病,发而无形,聚散无常,痛无定处,病在阳气,但无一例外都是由气之滞结而形成。由于气分为阴气、阳气,于是就有积、聚之分。这一论点实际上不自觉地从其文字表述中流露出来,如描述"气之所积名曰积,气之所聚名曰聚"时,均用了"气"字,后世注家不解,以为有错误,实际并非如此。

后世医家在临床实践中又提出其他一些类似的病名,如癥瘕、癖（块）、痃癖、痞块等病证,虽然有细微的差别,但总的病理规律和积聚是一致的。如癥瘕,癥即真,是指腹中坚硬,按之应手,推而不移的肿块;瘕即假,是指腹中肿块虽已成形,但忽聚忽散,推之可动的一类病证。一般认为,聚或瘕证病浅,为气开始结滞,尚可逆转,所以聚散无常;积或癥证病深,为气已凝结成形,不可逆转,所以坚硬不移。聚或瘕证进一步发展,可以形成积或癥证。所以积证、聚证是气凝滞结聚不同程度的表现,聚为积之渐,积为聚之终。二者是气逐渐结滞这一连续过程中不同阶段的表现。

积聚虽由气结聚而成,但是在发展过程中,可继发血、津、液循行失常,于是就有本难所区分的阴气、阳气。津液循行失常,停而为痰湿;血液循行失常,郁而成瘀血。这些病理产物相互促进病情发展,以致病深难治。但是至始至终,气结这一病机是存在的。

积聚是"气之结滞"这一高度的概括,在临床上有很重要的指导价值。如明代医家戴思恭在论治积聚时,无论是酒癖、肝积、心积、脾积、肾积等,均以大七气汤为基础方,以通气为先,再根据具体情况加味治疗。可谓深得《难经》论"积聚"的要旨。

五十六难

【提要】本难论述了五脏积病的名称、发病部位、形态特点、继发症状、易发时日,并讨论了发病的原因。

【原文】五十六难曰:五藏之积,各有名乎? 以何月何日得之?

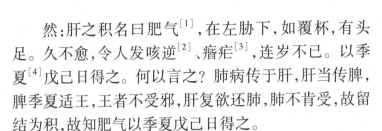

　　然:肝之积名曰肥气[1],在左胁下,如覆杯,有头足。久不愈,令人发咳逆[2]、瘴疟[3],连岁不已。以季夏[4]戊己日得之。何以言之? 肺病传于肝,肝当传脾,脾季夏适王,王者不受邪,肝复欲还肺,肺不肯受,故留结为积,故知肥气以季夏戊己日得之。

　　心之积名曰伏梁[5],起齐上,大如臂,上至心下。久不愈,令人病烦心。以秋庚辛日得之。何以言之? 肾病传心,心当传肺,肺以秋适王,王者不受邪,心复欲还肾,肾不肯受,故留结为积,故知伏梁以秋庚辛日得之。

　　脾之积名曰痞气[6],在胃脘,覆大如盘。久不愈,令人四肢不收,发黄疸,饮食不为肌肤。以冬壬癸日得之。何以言之? 肝病传脾,脾当传肾,肾以冬适王,王者不受邪,脾复欲还肝,肝不肯受,故留结为积,故知痞气以冬壬癸日得之。

　　肺之积名曰息贲[7],在右胁下,覆大如杯。久不已,令人洒淅[8]寒热,喘咳,发肺壅[9]。以春甲乙日得之。何以言之? 心病传肺,肺当传肝,肝以春适王,王者不受邪,肺复欲还心,心不肯受,故留结为积。故知息贲以春甲乙日得之。

　　肾之积名曰贲豚[10],发于少腹,上至心下,若豚状,或上或下无时。久不已,令人喘逆,骨痿,少气。以夏丙丁日得之。何以言之? 脾病传肾,肾当传心,心以夏适王,王者不受邪,肾复欲还脾,脾不肯受,故留结为积,故知贲豚以夏丙丁日得之。

　　此是五积之要法也。

【注释】[1]肥气:肥,这里有"盛"的意思。肥气为五积之一,因为有肿块隆起,如同覆盖着的杯子一样,又像肉肥盛的样子,故有此名。[2]咳逆:证名,咳嗽而气上逆者,表现为咳嗽吐痰,或气喘喉中如有水鸡声等。[3]痎疟:痎同疟,即痎疟,是疟疾的统称。[4]季夏:指农历6月。[5]伏梁:五积之一,因为积块从脐上至心下,大如手臂,好像房屋的梁木一样,故有此名。[6]痞气:痞,闭塞不通的意思。痞气,五积之一,因积块位于胃脘部,使中焦阻塞不通,故有此名。[7]息贲:贲,古通奔。息贲即呼吸急促的意思,因积块位于右胁,影响了肺气的宣发肃降,导致呼吸困难,故有此名。[8]洒淅:形容恶寒发热的样子。[9]肺壅:壅通痈。肺壅,即肺痈。[10]贲豚:贲通奔。豚,小猪。贲豚,五积之一,表现为气从少腹上冲心下或咽喉,如小猪奔走,故有此名。

【语译】第五十六问:五脏的积病,各有自己不同的名称吗?容易在什么时间得病呢?

答:肝的积病叫做肥气,发生在左侧胁下,肿块隆起如同覆盖着的杯子一样,有头有尾,界限明显。日久不愈,会使病人发生咳嗽气逆、痎疟等疾病,经年累月,不易治愈。在季夏戊己日容易患病。为什么这样说呢?因为肺金的病邪可传到肝木,肝木应当传给脾土,脾土在季夏是当旺的时候,不易感受邪气,肝木的邪气又可能回传给肺,肺金是制约肝木的脏器,不易感受肝木来的邪气,所以邪气留滞凝结在肝,成为积病。因此知道肥气在季夏戊己日脾土当旺的时日容易发生。

心的积病叫做伏梁,发生在脐部的上方,大小如手臂,上端到达心胸的下部。日久不愈,会使病人出现心中烦躁等症状。在秋季庚辛日容易患病。为什么这样说呢?因为肾水的病邪可传到心火,心火当传给肺金,肺金在秋季是当旺的时候,不易感受邪气,心火的邪气又可能回传给肾水,肾水是制约心火的脏器,不易感受心火来的邪气,所以邪气留滞凝结在心,成为积病。因此知道伏梁在秋季庚辛日肺金当旺的时日容易发生。

脾的积病叫做痞气,发生在胃脘的部位,肿块隆起如同覆盖着的盘子一样。日久不愈,可使病人出现四肢难以屈伸、黄疸、饮食的营养不能润泽肌肤等表现。在冬季壬癸日容易患病。为什么这样说呢?因为肝木的病邪可传到脾土,脾土应当传给肾水,肾水在冬季是当旺的时候,不易感受邪气,脾土的邪气又可能回传给肝木,肝木是制约脾土的脏器,不易感受脾土来的邪气,所以邪气留滞凝结在脾,成为积病。因此知道痞气在冬季壬癸日肾水当旺的时日容易发生。

肺的积病叫做息贲,发生在右侧胁下,肿块隆起如同覆盖着的杯子一样。日久不愈,可使病人出现恶寒发热、咳嗽、喘促,甚至发生肺痈等病证。在春季甲乙日容易患病。为什么这样说呢?因为心火的病邪可传到肺金,肺金应当传给肝木,肝木在春季是当旺的时候,不易感受邪气,肺金的邪气又可能回传给心,心火是制约肺金的脏器,不易感受肺金来的邪气,所以邪气留滞凝结在肺,成为积病。因此知道息贲在春季甲乙日肝木当旺的时日容易发生。

肾的积病叫做贲豚,发生在少腹的部位,上端到达心胸的下面,或上或下,好像猪奔跑的样子,发作没有一定的规律。日久不愈,可使病人出现喘促、骨骼痿弱、短气乏力等病证。在夏季丙丁日容易患病。为什么这样说呢?因为脾土的病邪可传到肾水,肾水应当传给心火,心火在夏季是当旺的时候,不易感受邪气,肾水的邪气又可能回传给脾,脾土是制约肾水的脏器,不易感受肾水来的邪气,所以邪气留滞凝结在肾,成为积病。因此知道贲豚在夏季丙丁日心火当旺的时日容易发生。

这就是辨别五脏积病的主要方法。

【按语】

1. 积聚的分类

本难承接前难,进一步论述了积病的分类方法,即按五脏进行归属,肝积肥气,心积伏梁,脾积痞气,肺积息贲,肾积贲豚,这是根据五脏在腹部分主部位的理论来区分的,并不是指直接发生在五脏实体的位置上。

积聚按五脏分类的方法是根据五行理论进行的,强调了五脏之间的相互影响对积病形成的重要作用,认为积病的形成,以一脏为主,与五脏相关。其次,对积病易发时日进行了阐述,强调了不同部位的积病,有不同的易发时日。这些都是当时对积病的深入研究成果。当然,也不能机械地认为积病固定在某一时日得病,以及完全由他脏传变而来,临床上还需结合具体症状进行分析。

2. 关于积聚的治疗

后世医家继承了《难经》对积聚的认识,并以此为核心,加以发挥。如《千金方》《济生方》《儒门事亲》等医著,丰富了五积的临床表现,在治疗上分别提出了各自的治疗方法。由于《难经》论理不言治,此处兹选摘清代医家尤怡《金匮翼》中所论积聚方治,以供读者参考。

(1)肝积肥气:治以《局方》温白丸。组成:紫菀、菖蒲、吴茱萸、柴胡、姜制厚朴_{各一两},桔梗、茯苓、炙皂荚、桂枝、干姜、黄连、川椒、巴豆_{去皮膜油},人参_{各半两},炮川乌_{八钱}。为细末,入巴豆研匀,蜜丸桐子大,每服三丸,渐加至五丸、七丸,生姜汤送下,临卧服。有孕忌服。

或选鳖甲丸。组成:鳖甲_{一枚重四两者洗净,以醋和黄泥固济背上可厚三分,令干},京三棱、枳壳_{各三两},炒川大黄_{二两},木香_{二两半},桃仁_{细研如膏一两半}。上除鳖甲外,俱捣为细末,后泥①一风炉子,上开口,可安鳖甲,取前药末,并桃仁膏,内②鳖甲中,用好米醋二升,时时旋取入鳖甲内,慢火熬令稠,取出药,却将鳖甲去泥尽,焙干,捣为细末,与

---

① 泥:名词用如动词。用泥糊或做的意思。
② 内:通"纳"。放入的意思。

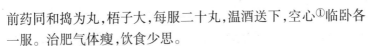

前药同和捣为丸,梧子大,每服二十丸,温酒送下,空心①临卧各一服。治肥气体瘦,饮食少思。

（2）心积伏梁:温白丸加石菖蒲、黄连、桃仁②。

（3）脾积痞气:温白丸加吴茱萸、干姜。

（4）肺积息贲:温白丸加人参、紫菀。

（5）肾积奔豚:温白丸加丁香、茯苓、远志。

（6）气积（聚证）:治以大七气汤。组成:香附_{一钱半},青皮、陈皮、桔梗、官桂、藿香、益智、莪术、三棱_{各一钱},甘草_{七分半}。为末,每服四五钱,姜三斤,枣一枚,水煎服。气聚成肝积,则用前汤煎熟待冷,却以铁器烧通红,以药淋之,乘热服。气聚成肺积,前方加桑皮、半夏、杏仁_{各五分}。气聚成心积,前方加石菖蒲、半夏_{各五分}。气聚成脾积,用前汤下红丸子③。气聚成肾积,用前方倍桂加茴香、炒楝子肉_{各五分}。

（7）血积（积证）:加减四物汤。组成:熟地、当归、川芎、芍药、肉桂、广皮、三棱、干漆_{各等分}。为粗末,每服二钱,水煎服。

（8）通治诸积:《宣明》三棱汤。组成:京三棱_{二两},白术_{一两},蓬术、当归_{各半两},槟榔、木香_{各七钱半}。为末,每服三钱,沸汤调下。

从上面所摘大致可以看到,古代医家在辨治上基本上是以《难经》对积聚的认识为指导的。如积聚为气结所成,分为阳气和阴气,初结未固,如由阳气所成则治以大七气汤,阴气所成则治以加减四物汤,久延坚而不移,则分五积以治之,或用大七气汤加味,或用温白丸加味,或用通治之方。

目前中医对肿瘤的治疗,一般按"积聚"论治,认为良性肿瘤多是"气滞、血瘀、痰凝"而成,而恶性肿瘤是"气滞、血瘀、痰

---

① 空心:空腹。

② 温白丸方中已有菖蒲、黄连,所言加者,当是倍加剂量。后脾积同。

③ 红丸子:《太平惠民和剂局方》治脾积不食、血癥气块,及小儿食积、骨瘦面黄、肚胀气急方。由三棱、莪术、青皮、陈皮各五斤,炮姜、胡椒各三斤。为细末,醋煮面糊为丸,梧桐子大,矾红为衣。每服三十丸,食后姜汤送下,小儿减量。

凝、毒聚"的结果,从病机、治法等角度对积聚进行了较深入的研究,取得了一定的成绩,但总体来说并未取得较大突破。通过本难的学习,在肿瘤的治疗上提示我们:

（1）目前中医对肿瘤的认识,对共性的地方认识较深入,对不同肿瘤之间的差异认识不够。若能参考本难对积病的分类,对不同部位的肿瘤的特点,加以进一步研究,既重视共性,又注重个性,则对治疗必然会产生有益的影响。

（2）肿瘤是由于多种病因、经过复杂的病理机制而形成的,临床治疗若要找出全部的病因、分析出所有的机制,几乎不可能,更何况人类对疾病的认识总是滞后于疾病的发生发展。因此,采用什么样的方式对肿瘤的病理机制进行比较全面地调控,是值得思索的。本难认为积病以一脏为主,与五脏相关的认识,给我们提供了十分有价值的线索。

（3）肿瘤与季节、时间的相关性。若能进一步科学地阐明,则可以有效地利用时间对肿瘤的影响,进行预防和治疗。

五十七难

【提要】本难论述了五种泄泻的名称及临床症状。

【原文】五十七难曰:泄凡有几,皆有名不?

然:泄凡有五,其名不同。有胃泄,有脾泄,有大肠泄,有小肠泄,有大瘕泄[1],名曰后重[2]。

胃泄者,饮食不化,色黄[3]。

脾泄者,腹胀满,泄注[4],食即呕吐逆。

大肠泄者,食已窘迫[5],大便色白,肠鸣切痛[6]。

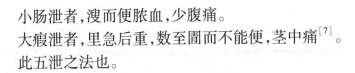

小肠泄者,溲而便脓血,少腹痛。

大瘕泄者,里急后重,数至圊而不能便,茎中痛[7]。

此五泄之法也。

【注释】[1]大瘕泄:瘕(jiǎ),结、凝结、假物而聚结不散的意思,因为该病表现为腹痛急迫、肛门坠胀、欲泄而不得畅泄,似乎有物聚结不散,结塞而成。大瘕泄,相当于《内经》中的肠澼,即今天痢疾一类的疾病。[2]后重:这里作为病名用,指大瘕泄。后文"里急后重"中的"后重",是指腹痛急迫、肛门重坠不适的症状。[3]色黄:当指面色萎黄。[4]泄注:注,灌的意思。指泄下如水灌注的样子。[5]窘迫:窘,急迫的意思。这里形容急迫欲解大便的样子。[6]切痛:这里形容痛如刀切的样子。[7]茎中痛:茎,疑为"腹"字之误。里急后重,多伴腹痛,而茎中痛则很少见。

【语译】第五十七问:泄泻总共有几类? 都有名称吗?

答:泄泻总共有五类,有不同的名称。分别是胃泄、脾泄、大肠泄、小肠泄、大瘕泄,大瘕泄又称做后重。

胃泄的症状,饮食不消化,面色萎黄。

脾泄的症状,腹部胀满,泄下如水,进食就会出现呕吐。

大肠泄的症状,进食后就出现腹中急迫,大便颜色白,肠中鸣响,痛如刀切。

小肠泄的症状,每遇小便,则大便脓血也随之解出,少腹疼痛。

大瘕泄的症状,腹中急迫,肛门重坠,屡次上厕所,而又不能通畅地解出大便,腹中疼痛。

这就是辨别五种泄泻的一般方法。

【按语】本难所论五泄,皆以脏腑冠名,但从其病证而言,并不局限于所命名的脏或腑。如胃主受纳,病多见呕吐;脾主运化,病则多见泄泻。所论胃泄、脾泄皆是脾胃同病,并不局限于一脏一腑。以下兹对五泄逐一加以分析。

胃泄，主要是因胃之阳气虚弱，伤于寒湿，导致脾胃纳运失司所致，其所泄之大便多有不消化食物，甚至完谷不化。久则气血生化之源匮竭，不能充养肌肤，故面色萎黄，形容枯槁。胃泄与《内经》中的"飧泄"相类。除上述临床表现外，尚可见大便色淡或青黑、脉沉细弱，或兼腹痛等。

脾泄，主要是因脾虚受湿，不能消化水谷，水谷停留于胃中，所以胀满而泄泻，上逆而出，则为呕吐。脾泄与《内经》中的"濡泻"，以及后世的"湿泄"相似。临床上尚可见到泻下如水、肠鸣、身重、腹不痛、面色淡黄、脉濡细等症。

大肠泄，症状有三大特点：①进食后泄泻；②肠鸣腹痛，痛如刀切；③白色大便。此证主要是大肠气虚受寒，失于收摄，以至进食即泄，《内经》称为"食注"，由于虚寒相搏，所以肠鸣腹痛。大肠五行属金，在五色与白相应，本色外现，乃因虚损。大肠泄与《内经》中的"洞泻寒中"，以及后世的"冷泄"、"寒泄"相似。至于大便色白，一般大便溏泄者，颜色多变浅淡，可呈黄白色。但大便色白如白陶土样，西医学认为主要是由于胆汁缺少或缺如，以致粪胆素相应减少所致，常见于阻塞性黄疸，此病往往以黄疸为主症，可无泄泻，甚至大便燥结，与"大肠泄"有别。大便呈白色淘米水样，内含黏液片块，量大，见于霍乱、副霍乱病人，此二者来势凶猛，病变进展迅速，虽也有肠虚受寒证，但与大肠泄有所不同，应结合其他症状辨证治疗。

总而言之，上述胃泄、脾泄、大肠泄，都属于现在的"泄泻"范围。饮食不消化、泄下如水、大便色白、腹中切痛等是其常见症状。脾胃虚弱，外受寒湿，是其主要的病机。在治疗上，湿邪偏盛者可选用东垣升阳除湿汤①、胃苓汤、藿香正气散等治疗；阳虚寒

---

① 升阳除湿汤：方出《脾胃论》，由羌活、防风、苍术、升麻、柴胡、猪苓、泽泻、神曲各七分、麦芽、陈皮各五分、炙甘草三分组成。

盛者可选用理中汤、厚朴温中汤①、附子温中汤②等治疗；脾虚显著可用参苓白术散、七味白术散③、六君子汤等；久延不愈、正虚邪微者，可选用真人养脏汤、桃花汤、四神丸等治疗。

小肠泄的主证特点是：大便脓血，兼有失禁。主要是因为湿热或寒湿之邪客于小肠，后世所谓的"赤白痢"与此相类。此处大便失禁，既可因湿热之毒下迫引起，也可因痢久伤阳气，失于约束所致，应根据具体情况加以分析。大瘕泄，主要是湿热或寒湿之邪假物结聚于大肠，腹内痛甚，急迫欲解，解而不畅，起身肛门又重坠不适。这正是《内经》所谓的"肠澼"。小肠泄与大瘕泄，病因相似，病位不同，二者属于现在的"痢疾"范围，临床上可根据情况辨证选用白头翁汤、芍药汤、胃苓汤、黄连理中汤等治疗。

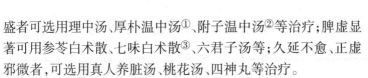

五十八难

【提要】本难论述了外感疾病的种类和脉象，并讨论了汗、下两法的适应证，以及外感病邪在皮、在肌肉、在骨3个层次的不同临床表现。

【原文】五十八难曰：伤寒有几，其脉有变不？

---

① 厚朴温中汤：《内外伤辨惑论》用治脾胃寒湿，脘腹胀满，或客寒犯胃，进作疼痛方。由姜制厚朴、橘皮各一两，干姜七分，茯苓、草豆蔻、木香、炙甘草各五钱组成。为粗末，每服五钱匕，加生姜三片，水煎，去滓，食前服。

② 附子温中汤：《金匮翼》用治寒泻腹痛，或水谷不化。方由附子理中汤加茯苓、白芍、厚朴、豆蔻、陈皮组成。

③ 七味白术散：方出钱乙《小儿药证直诀》，由四君子汤加葛根、藿香、木香组成。

然:伤寒有五,有中风,有伤寒,有湿温,有热病,有温病,其所苦各不同。

中风之脉,阳浮而滑,阴濡而弱[1]。湿温之脉,阳濡而弱,阴小而急。伤寒之脉,阴阳俱盛而紧涩。热病之脉,阴阳俱浮。浮之而滑,沉之而散涩,温病之脉[2]。行在诸经,不知何经之动[3]也,各随其经所在而取之。

伤寒有汗出而愈,下之而死者;有汗出而死,下之而愈者。何也?

然:阳虚阴盛[4],汗出而愈,下之即死;阳盛阴虚,汗出而死,下之而愈。

寒热之病,候之如何也?

然:皮寒热者,皮不可近席,毛发焦,鼻槁[5]不得汗。肌寒热者,皮肤痛,唇舌槁,无汗。骨寒热者,病无所安,汗注不休,齿本[6]槁痛。

【注释】[1]阳浮而滑,阴濡而弱:阳、阴,在《难经》中既可分别指寸部和尺部,也可分别指浮浅位、深沉位。本难后文有"热病之脉,阴阳俱浮"的说法,故阳、阴这里当为寸部和尺部的别称。[2]浮之而滑,沉之而散涩,温病之脉:凌耀星主编的《难经校注》认为"浮之而滑,沉之而散涩"可能为错简,理由是根据前面论述疾病脉象一阳一阴的表达方式,归之热病之脉则意思有重复,后文"行在诸经,不知何经之动也,各随其经所在而取之"三句似对以上五种疾病而言,于是通过标点的方式归之温病。该说法及标点方式于理可从。[3]动:变动。这里指发病。[4]阳虚阴盛:这里阳、阴分别指表与里。虚、盛:分别指感受病邪和没有感受病邪的状态,正因为其虚,所以病邪外侵,因为其盛,所以病邪不入。阳虚阴盛,即指表有邪侵,而里和无邪。后文阳盛阴虚可类推。[5]槁:本指草木干枯,后用以形容干燥、干枯。[6]齿本:本,根的意思。齿本,即牙根。

【语译】第五十八问:伤寒病有哪几种,它们的脉象有不同吗?

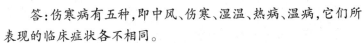

答:伤寒病有五种,即中风、伤寒、湿温、热病、温病,它们所表现的临床症状各不相同。

中风的脉象,寸部脉浮浅而滑利,尺部脉濡软而无力。湿温的脉象,寸部脉濡软而无力,尺部脉细小而紧急。伤寒的脉象,寸部、尺部的脉象都有力而且带紧涩。热病的脉象,寸部、尺部脉都居浮浅位。轻取则脉象滑利,重按则脉象散漫而艰涩,则是温病的脉象。病邪侵入经脉并随之循行,不容易辨别究竟是哪一经发病,还应该在经脉所属部位来切取脉象加以了解。

伤寒病有通过发汗而治愈的,有用了泻下法导致死亡的;有发汗却导致死亡,用泻下法而治愈的。这是什么原因呢?

答:表有邪气侵犯,而里和无邪,所以汗出就痊愈了,如用泻下法就会导致死亡;表和无邪,而里邪内结,所以发汗往往导致死亡,用泻下法却可治愈。

有寒热症状的一类疾病,症候的表现是怎样的呢?

答:寒热在皮肤的,皮肤灼热,不能贴近席面,毛发枯焦,鼻孔干燥,无汗。寒热在肌肉的,皮肤肌肉疼痛,口唇和舌干燥,无汗。寒热在骨的,全身感到不适,汗如水注、流出不止,牙根干枯疼痛。

【按语】

1. 伤寒的含义

本难承接《内经》"今夫热病者,皆伤寒之类也"的观点,进一步阐述了对外感热病的认识。"伤寒"作为一个病证名,具有广义和狭义的区分,即广义"伤寒"是外感热病的总称,包括5类热病;而狭义伤寒则是外感热病的一种,主要是指伤于寒邪的外感热病,与另4种热病并列。东汉末期医学家张仲景所著《伤寒论》所指的"伤寒",即是外感热病的总称。

那么为什么古人要以"伤寒"来作为四时外感的总称呢?

主要是因为四时外感疾病,虽然所受之邪各有不同,但其发病之因,多由于先受寒邪而引起。而且这些外感病证,初发之时,每多先有恶寒,而后发热,只是恶寒有轻重微甚不同。

值得指出的是,中医所论"伤寒"与西医所论"伤寒"是不同的概念。西医的"伤寒",特指由伤寒杆菌引起的一种急性传染病,病变主要特点是全身巨噬细胞反应性增生,尤以回肠淋巴组织的改变最为明显,临床上主要表现为持续高热、神智淡漠、相对缓脉、脾肿大、皮肤玫瑰疹及血中白细胞减少等。西医的"伤寒"从临床特点来看,大体属于中医湿温的范围,其基本病理变化为湿热内蕴,一般遵循卫气营血规律发展演变。其病初起,有湿遏卫气的表现,但为时较短;继之邪传气分,此为湿温病的主要病变阶段,此阶段的主病理变化为湿热逗留中焦;少数病人可因感邪严重或调治失当,湿热之邪化热化燥,深入营血,而致热入营血之病变,着重表现为热伤肠络而下血,重则可因下血过多,而致气随血脱的危候。由上可知,中医的"伤寒"(广义),实际上包括西医多数感染性疾病以及绝大多数传染性疾病,西医的"伤寒"病也在中医广义"伤寒"的范围内,西医的"伤寒病"与中医狭义的"伤寒"基本上应是不同性质的两种疾病。因此,在临床上切勿将二者等同起来。

2. 外感热病的传变层次

皮、肉、脉、筋、骨分别为五脏所主,在古医籍中常相提并论,如第5难、14难、24难等,而本难对外感热病的浅深层次的论述,只提到了在皮、在肌、在骨,而证之临床,筋、脉也可能有寒热病,有人认为这是有脱简,其实这是古人对外感热病传变的客观观察所作的朴实记录,不一定很全面。此外,该论述也是后世温病学派三焦学说的肇端,即肺主皮毛而居上焦,脾主肌肉而居中焦,肾主骨而居下焦,病变由上焦而逐渐深入下焦,对后世温病学说的提出有一定启示作用。

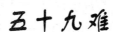

五十九难

【提要】本难论述了狂证和癫证的鉴别方法。

【原文】五十九难曰：狂癫之病，何以别之？

然：狂之始发，少卧而不饥，自高贤[1]也，自辨智[2]也，自贵倨[3]也。妄笑，好歌乐，妄行不休是也。癫疾始发，意不乐，直视僵仆[4]。其脉三部阴阳[5]俱盛是也。

【注释】[1]高贤：高，等级或程度高。贤，有道德有才能。高贤，指德才兼备，不同凡响。[2]辨智：辨，通辩，古有聪慧、聪明的意思。辨智，即聪明、智慧的意思。[3]贵倨：贵，显贵、地位高。倨（jù），傲慢无理、妄自尊大的意思。贵倨形容显贵而傲慢的样子。[4]僵仆：僵，义同偃，向后仰倒的意思。仆，义同踣（bó），向前仆倒的意思。僵仆，指突然倒地的样子。[5]三部阴阳：三部，指寸、关、尺三部。阴阳则指浮位和沉位。

【语译】第五十九问：狂证和癫证，应该如何加以辨别呢？

答：狂证开始发作时，表现为睡眠减少，不知饥饿，自觉贤能而不同凡响，自觉十分聪明，自觉尊贵而傲慢。常无缘无故发笑，喜欢唱歌，行动反常，日夜不休。癫证开始发作时，表现为意志消沉，闷闷不乐，两眼发呆，有时突然跌倒在地。癫证和狂证的脉象表现为寸、关、尺三部，以及浮位、沉位都强而有力。

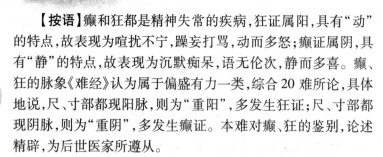

【按语】癫和狂都是精神失常的疾病,狂证属阳,具有"动"的特点,故表现为喧扰不宁,躁妄打骂,动而多怒;癫证属阴,具有"静"的特点,故表现为沉默痴呆,语无伦次,静而多喜。癫、狂的脉象《难经》认为属于偏盛有力一类,综合20难所论,具体地说,尺、寸部都现阳脉,则为"重阳",多发生狂证;尺、寸部都现阴脉,则为"重阴",多发生癫证。本难对癫、狂的鉴别,论述精辟,为后世医家所遵从。

癫狂二证虽然在临床上表现有所不同,但是又不能截然分开,癫证可以转化为狂证,狂证日久往往又多转为癫证。在治疗上,癫证实多为痰气郁结,可用导痰汤加香附、远志、郁金、菖蒲等;虚多为心脾两虚,可用《丹溪心法》养心汤①。狂证实多为痰火上扰,可选《医学心悟》生铁落饮②治疗;虚多为火盛伤阴,可选《景岳全书》二阴煎③或服蛮煎④治疗。

另外,本难论述癫证时所提到的"直视僵仆"症状,一般为痫证所有,秦汉至金元时期,常把痫证与癫、狂混同,三者并称,往往不能正确区分,直到明代,王肯堂才将三者详细分辨,指出了痫证与癫、狂的不同。痫证是一种发作性神志异常的疾病,平素一般正常,其特征为发作性精神恍惚,甚则突然仆倒,昏不知人,口吐涎沫,两目上视,四肢抽搐,或口中如作猪羊叫声,移时苏醒,一如常人。可见痫证与癫、狂是有区别的。

---

① 养心汤:《丹溪心法》治心血虚少、惊悸不宁方。由当归、川芎、肉桂、黄芪、人参、柏子仁、五味子、酸枣仁、甘草、半夏曲、远志、茯苓、茯神组成。

② 生铁落饮:《医学心悟》治痰火上扰癫狂方。由天门冬、麦门冬、茯苓、茯神、胆南星、橘红、远志、石菖蒲、连翘、钩藤、玄参、贝母、朱砂、丹参组成。

③ 二阴煎:《景岳全书·新方八阵》治心经有热、水不制火、惊狂失志、多言多笑,或痘疹烦热、失血等证方。由生地黄、麦冬、酸枣仁、生甘草、黄连、玄参、茯苓、木通、灯芯(或竹叶)组成。

④ 服蛮煎:《景岳全书·新方八阵》治郁结不遂、疑虑惊恐、痴呆、言语颠倒、举动失常方。由生地黄、麦门冬、芍药、石菖蒲、石斛、牡丹皮、茯神、陈皮、木通、知母组成。

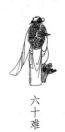

六十难

【提要】本难讨论了厥头痛、厥心痛和真头痛、真心痛的病因病机、症状鉴别及预后。

【原文】六十难曰:头心之病,有厥[1]痛,有真痛,何谓也?

然:手三阳之脉受风寒,伏留而不去者,则名厥头痛;入连在脑者,名真头痛。其五藏气相干[2],名厥心痛;其痛甚,但在心,手足青[3]者,即名真心痛。其真心痛者,旦发夕死,夕发旦死。

【注释】[1]厥:逆的意思。这里指气机不顺。[2]干:侵犯的意思。[3]青:通清,冷的意思。

【语译】第六十问:头部和心脏的疼痛性疾病,有的叫厥痛,有的叫真痛,怎样加以区别呢?

答:手太阳小肠经、手少阳三焦经、手阳明大肠经,三条经脉感受风寒,潜伏滞留在经脉而没有除去,引起的头痛叫做厥头痛;若病邪深入,留连在脑,引起的头痛叫做真头痛。至于五脏经气逆乱影响心脏引起的疼痛,叫做厥心痛;如果疼痛剧烈,局限在心脏,手足发冷,就叫做真心痛。真心(头)痛,病情危重,往往早晨发作到了晚上就死亡,晚上发病到了早晨就死亡。

【按语】本难论述了头、心的厥痛和真痛。所谓厥痛,是指病邪不是直接侵犯头、心,而侵犯别处,影响头、心而导致的疼痛,这种疼痛一般痛势缓,病情轻;所谓真痛,是指病邪直接侵犯头、心引起的疼痛,这种疼痛一般痛势急,病情重。这是从发病机理和病情轻重的角度来进行分类的。

厥头痛的病因,本难只提到风寒从手三阳经传入,但在临床上,远不止此,如风热、风湿等均可引起头痛,而且,足三阳经及手足阴经经气逆乱也可导致头痛,故临证不可拘执于风寒一说,泛泛用些羌活、防风、白芷、细辛、川芎等,而应仔细诊察,辨证施治。对于厥心痛,本难仅简略地概括为"五藏气相干",未加详述。上溯《灵枢·厥病》所论厥心痛,分为五种:胃心痛、肾心痛、脾心痛、肝心痛、肺心痛,这应该是脏腑之气相干的具体内涵。从临床上看,心痛之证,确与其他器官的功能状况有密切的联系,如冠心病之厥心痛,每可因肺部感染而诱发、加重,而且胃失和降也常可诱发。

真头痛、真心痛在《灵枢·厥病》也有论述,概括地说,真头痛表现为剧烈头痛,痛连脑户,手足逆冷至肘膝关节,如破如裂。真心痛表现为心痛剧烈,心痛彻背,背痛彻心,手足厥冷,汗出不止等,见于心绞痛、心肌梗塞等疾病。这两证古代皆认为手足青至节为死不治,主要原因是二证皆为阴寒暴厥、真阳式微之重症。真头痛多为寒邪直中髓海,抢救可灸百会穴,服黑锡丹、大剂参附汤或麻黄附子细辛汤等。真心痛一般多为大寒犯心,可用乌头赤石脂丸合苏合香丸治疗。此二证不仅古代视为不治之重症,即使今日也是临床上的危急重症。因此临诊之时,应多方设法,综合治疗,既不可等闲视之,也不可谓之不治而放弃。

六十一难

【提要】本难略举了望、闻、问、切四诊的一些内容,及其诊断价值。

【原文】六十一难曰:经言望而知之谓之神[1],闻而知之谓之圣[2],问而知之谓之工[3],切脉而知之谓之巧[4]。何谓也?

然:望而知之者,望见其五色[5],以知其病。闻而知之者,闻其五音[6],以别其病。问而知之者,问其所欲五味[7],以知其病所起所在也。切脉而知之者,诊其寸口,视其虚实,以知其病,病在何藏府也。经言以外[8]知之曰圣,以内[8]知之曰神,此之谓也。

【注释】[1]神:神奇、玄妙、微妙。这里有技术高超、难以测度的意思。[2]圣:通明、通达事理。这里有技术特别高明的意思。[3]工:精、精巧。这里有技术熟练精巧的意思。[4]巧:灵敏、灵巧。这里有动作灵巧、超乎寻常的意思。[5]五色:指青、赤、黄、白、黑五种颜色。[6]五音:为古代五声音阶中的五个音级,即角、徵、宫、商、羽,以配五脏。五脏有声,即五声呼、笑、歌、哭、呻(参第34难),音声相应则无病,音声相乱则有病。例如心声笑,音应徵,和而长,音声如相应则无病,相反笑声不是和而长的音,则是心有病的表现。[7]五味:指酸、苦、甘、辛、咸五种味道。[8]外、内:外,是指外部有症状可供诊察。内,是指内部有疾病而没有表现于外部。

【语译】第六十一问：医经上说，通过望诊而知道病情的叫做神，通过闻诊而知道病情的叫做圣，通过问诊而知道病情的叫做工，通过切脉而知道病情的叫做巧。这是什么意思呢？

答：通过望诊而知道病情，是通过观察病人所表现的青、赤、黄、白、黑五种颜色的变化，来了解病情。通过闻诊而知道病情，是通过听病人发出的呼、笑、歌、哭、呻五种声音，并与角、徵、宫、商、羽五音进行比较，来辨别疾病。通过问诊而知道病情，是问病人嗜好何种味道，来了解疾病的病因和病位。通过切脉而知道病情，是切诊病人的寸口脉象，审察脉象虚和实，来了解疾病邪正盛衰状况和病变在何脏何腑。医经上说，通过外部的表现而知道病情的叫做圣，外部还没有什么临床表现时，就能知道病人体内的病变的叫做神。以上所说的，就是这个意思。

【按语】四诊望、闻、问、切并提，始于《难经》。本难所论述的四诊内容，仅是略举其例而已。如问诊，除了问其"所欲五味"以外，还有问寒热、问汗、问疼痛、问头身胸腹、问耳目、问睡眠、问饮食、问二便、问经带等。《难经》为中医四诊构建了框架，对后世诊断学的不断丰富和发展起到不可或缺的承先启后作用。

本难将这四诊的熟练技巧，称之为神、圣、工、巧，为医生提出了四诊技术应努力达到的目标。指出有症而知叫做圣，无症而知叫做神，要求医生为早期发现病人的疾病，应熟练掌握四诊方法，精益求精，达到由圣入神的境界。有症而知，这应该是对医生的最基本的要求，而无症能知，则是更高的层次。今天，现代微观检查查出的疾病，中医有时就会遇到无症可辨的窘况，面对这一"内有病而外无症"的困惑，一些学者提出了"病症结合"的对策，为解决这一矛盾提供了思路和方法。但是不同的时代有不同的要求，无症能知，将是一代又一代的医生所不断追求的高层次的诊断境界。

六十二难

【提要】论述了由于三焦之气运行于六腑阳经,所以与五脏相比,除五输穴外,还单独存在一个原穴。

【原文】六十二难曰:藏井荥[1]有五,府独有六者,何谓也?

然:府者阳也,三焦行于诸阳,故置一俞[2]名曰原[3]。府有六者,亦与三焦共一气也。

【注释】[1]井荥:指井穴和荥穴,这里是作为五输穴的代称,即井、荥、输、经、合穴。[2]俞:俞穴,指穴位,"俞"古与"腧"、"输"音义相同,在此通用。现在一般用"腧"泛指人体的穴位;"输"指五输穴;"俞"指背俞穴。[3]原:原穴。是脏腑元气经过和停留的部位。

【语译】第六十二问:五脏的经脉各有井、荥、输、经、合五穴,六腑的经脉却有六个腧穴,这是怎么一回事呢?

答:六腑的经脉属阳,三焦的元气运行在各阳经之间,所以多了一个穴位,叫做原穴。六腑的经脉各有六个输穴,也就与三焦之气相互贯通,共成一气了。

【按语】

五输穴即十二经脉分布在肘、膝关节以下的井、荥、输、经、合穴,简称"五输",本难指出六腑还多1个穴位,叫做原穴。但是根据66难所述,可知五脏并非没有原穴,只是输穴和原穴重合罢了。而且三焦之气并非只与阳经相通,与各阴经也同样存在联系。由此看来,本难要说明的似乎应是六腑经脉单独存在原穴的道理。但是据本难所述,三焦本为六腑之一,但三焦之气运行在各条阳经之间,和各条阳经相互贯通,共成一气,所以三焦之气在各条阳经中所过之处,存在 1 个原穴。联系 66 难的论述,似乎与五脏经脉存在原穴的道理没有什么区别,并没有真正解释六腑有六穴,而五脏只有五穴的原因。仔细推敲本难原文,似有隐而未发之义,即六腑属阳,三焦也属阳,阳气相并而不相合,其气更盛,故存在 1 个单独的原穴;而五藏属阴,三焦属阳,阴阳有相合之义,故能从其"输穴"流注相贯通,即原输相重合。

六十三难

【提要】本难讨论了井穴成为各腧穴的起始穴位的意义。

【原文】六十三难曰:《十变》言,五藏六府荥合[1],皆以井为始者,何也?

然:井者,东方、春也。万物之始生,诸蚑行喘息[2],蜎飞蠕动[3],当生之物,莫不以春而生。故岁数始于春,日数始于甲,故以井为始也。

【注释】[1]荥合:指五输穴(井、荥、输、经、合穴)中从荥穴到合穴。[2]诸蚑行喘息:蚑(qí,音奇)行,昆虫举头而行的样子。喘息:呼吸的意思。这里是说冬天蛰伏的各种虫类,到了春天开始活动了,有了明显的呼吸。[3]蜎飞蠕动:蜎(yuān,音冤),孑孓,蚊子的幼虫。蠕:本义为动,此处指蠕虫,即小而偏细长、像蚯蚓样的光裸而柔软的动物。蜎飞蠕动,是指虫子开始缓慢地行动和飞翔了。

【语译】第六十三问:《十变》这本书上说,五脏六腑各经脉的荥、合等穴位,都是以井穴作为开始,这是什么原因呢?

答:井穴,是脉气所出的地方,好像太阳初升的东方,犹如大地复苏的春季。到了春天,万物开始萌芽生长,冬天蛰伏的各种虫类,也开始活动了,有了明显的呼吸,孑孓,蠕虫一类的虫子开始缓慢地行动,或展翅飞翔了,万物中应当在春天恢复生机的生物,无不开始萌芽生长或活动。所以一年的季节开始于春天,日子开始于十天干中的甲日,与此相应,井穴也就成为各腧穴的起始穴位。

【按语】本难讨论了井穴作为各腧穴的起始穴位的意义,即井穴是脉气初发之处,如同水流的源头,因此可以比像于春、夏、秋、冬四季中的春季,因为四季以春为首;也可以比像于东、南、西、北四方中的东方,因为四方以东为始。在这里,提到井和春、东相应,并无五行配属(即属木)的含义。64难在论述五输穴的五行属性时指出:阳经的井穴属金,阴经的井穴属木,本难若理解成有五行配属之义,则阳经的井穴也归属于木了,这是不正确的。

六十四难

【提要】本难讨论了五输穴的五行属性,并指出阳经和阴经有所不同是因为阴阳刚柔相互配合的缘故。

【原文】六十四难曰:《十变》又言,阴井木,阳井金;阴荥火,阳荥水;阴俞土,阳俞木;阴经金,阳经火;阴合水,阳合土。阴阳皆不同,其意何也?

然:是刚柔之事[1]也。阴井乙木,阳井庚金。阳井庚,庚者乙之刚也;阴井乙,乙者庚之柔也。乙为木,故言阴井木也;庚为金,故言阳井金也。余皆放[2]此。

【注释】[1]刚柔之事:刚属阳,柔属阴,刚柔之事即指阴阳相应的情况。十天干中居单数位的属阳为刚,即甲、丙、戊、庚、壬,双数位的属阴为柔,即乙、丁、己、辛、癸。[2]放:通"仿",仿效的意思。

【语译】第六十四问:《十变》上又说,阴经的井穴属木,阳经的井穴属金;阴经的荥穴属火,阳经的荥穴属水;阴经的俞穴属土,阳经的俞穴属木;阴经的经穴属金,阳经的经穴属火;阴经的合穴属水,阳经的合穴属土。阴经和阳经穴位的五行属性都不同,这是什么意思呢?

答:这是由于阳刚、阴柔相互配合的缘故。阴经的井穴属乙木,阳经的井穴属庚金。阳经的井穴之所以属庚,是因为庚的为阳属刚是和乙的为阴属柔的性质相配合的;阴经的井穴之所以属乙,是因为乙的为阴属柔是和庚的为阳属刚的性质相配合的。天干中的乙在五行属木,所以说阴经的井穴属木;天干中的庚在五行属金,所以说阳经的井穴属金。其他各穴的刚柔配合关系,都可按照这种方法进行类推。

【按语】本难对阴经和阳经五输穴的不同五行属性的认识,使针灸学中的经脉腧穴理论,和中医的阴阳五行理论紧密地融合在一起,从而可以直接运用阴阳五行理论来指导穴位的选取,这在临床治疗上有着十分重要的作用。例如,与肺有关的疾病,因肺属金,而阴经的经穴也属金,则可选手太阴肺经的经穴"经渠"加以治疗;与胃有关的疾病,因胃属土,而阳经的合穴属土,则可选足阳明胃经的合穴"足三里"加以治疗。另外,还可针对病变脏腑与其他脏腑的五行相生相克的关系,以及运用实则泻其子、虚则补其母等治疗法则加以选穴。

六十五难

【提要】本难讨论了脉气所出为井穴与所入为合穴的意义,即与自然界的方位、季节的起止是相应的。

【原文】六十五难曰:经言所出[1]为井,所入[2]为合,其法奈何?

然:所出为井,井者东方春也,万物之始生,故言所出为井也。所入为合,合者北方冬也,阳气入藏,故言所入为合也。

【注释】[1]出:指经脉之气始发之处。一般在四肢指、趾端。[2]入:指经脉之气进入深部循行之处,一般在四肢肘、膝关节处。

【语译】第六十五问:医经上说,经脉之气始发的地方称做井穴,经脉之气所深入的地方称做合穴,它是取法于什么现象来说的?

答:经脉之气始发的地方称做井穴,犹如作为四方之首的东方,也好像作为一年开始的春季一样,万物开始发生,所以说脉气初出的部位是井穴。经脉之气所深入的地方称做合穴,犹如作为四方之尾的北方,也好像作为一年之末的冬季一样,阳气收敛于内脏,所以说脉气深入的部位是合穴。

【按语】本难讨论的脉气所出为井与所入为合的意义,基本观点与 63 难是一致的。人体井穴、合穴等,与自然界的一些现象和规律是吻合的,文中从方位和季节的角度进行了讨论,但方位和季节仅是作为类推的例子,不必拘泥。由此可见,中医学非常强调人与自然的关系,往往在对自然现象以及人体自身运作方式的考察、对比中,得出一些规律性的结论。

本难强调井穴主"生",合穴主"藏",这对于临床疾病的治疗有一定的启发意义。例如属于生发不及或生发太旺的病证,则可以考虑取井穴进行调节,如肿瘤则属于生发过旺的组织,是否可以考虑泻所在经脉的井穴以折其生气?又如属于闭藏不及或闭郁太过的病证,则可以考虑取合穴加以治疗,如闭郁太过引起的发热、咽喉肿痛等,失于闭藏引起的遗精等。

六十六难

【提要】本难提出了十二经脉的原穴名称,并论述了五脏以俞为原的道理,以及三焦之气所通行的穴位作为原穴的原因。

【原文】六十六难曰:经言肺之原出于太渊,心之原出于太陵[1],肝之原出于太冲,脾之原出于太白,肾之原出于太溪,少阴之原出于兑骨[2],胆之原出于丘墟,胃之原出于冲阳,三焦之原出于阳池,膀胱之原出于京骨,大肠之原出于合谷,小肠之原出于腕骨。

十二经皆以俞为原者,何也?

然:五藏俞者,三焦之所行,气之所留止也。

三焦所行之俞为原者,何也?

然:脐下肾间动气者,人之生命也,十二经之根本也,故名曰原。三焦者,原气之别使[3]也,主通行三气[4],经历于五藏六府。原者,三焦之尊号也,故所止辄为原。五藏六府之有病者,取其原也。

【注释】[1]太陵:即大陵,经穴的名称,位于掌面腕横纹中点,掌长肌腱与桡侧腕屈肌腱之间凹陷处。[2]兑骨:兑与"锐"通,兑骨此处指神门穴,位于掌后腕横纹尺侧端凹陷中。[3]原气之别使:别使,另外的使者。这里指三焦能通行元气,是元气另外的通道。[4]三气:指宗气、卫气、营气。

【语译】第六十六问:医经上说,手太阴肺经的原穴是太渊,心(指手厥阴心包经)的原穴是太陵,足厥阴肝经的原穴是太冲,足太阴脾经的原穴是太白,足少阴肾经的原穴是太溪,手少阴心经的原穴是兑骨,足少阳胆经的原穴在丘墟,足阳明胃经的原穴在冲阳,手少阳三焦经的原穴在阳池,足太阳膀胱经的原穴在京骨,手阳明大肠经的原穴在合谷,手太阳小肠经的原穴在腕骨。

问:十二经脉都把输穴作为原穴,这是什么原因呢?

答:十二经脉中五脏各经脉的输穴,因为有三焦之气的通行和停留,所以才把输穴作为原穴。

问:把三焦之气所通行的输穴作为原穴,这是什么原因呢?

答:人脐下肾间的动气,是维持生命的原动力,是十二经脉的根本,所以叫做原气。三焦,是原气运送到全身各处的通道,有贯通运行卫气、营气、宗气的功能,能使原气循行于五脏六腑。原,是对三焦的尊称,因此三焦之气所留止的穴位,则称为

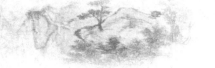

原穴。五脏六腑如果有了疾病,都可以取原穴加以治疗。

【按语】

1.本难所提出的十二原穴,与《灵枢·九针十二原》所述不同。《灵枢·九针十二原》所指原穴为五脏经脉左右的两原穴,计为10个原穴,再加"膏之原,鸠尾一","肓之原,脖胦(yāng)一",共为12原,并没有六腑的原穴。本难所提的十二原除增加的手少阴之原兑骨外,均与《灵枢·本输》相同。到了晋代,皇甫谧才在《甲乙经》中补充了心经的原穴神门,至此,十二经脉的井、荥、输、经、合、原才完备。目前,临床上应用的,即本于《甲乙经》。具体名称,可参68难讨论中的附表。

2.原穴十二经脉皆有,五脏以输穴作为原穴,而六腑则有输穴和原穴,分别为两个穴位。所以文中在回答"十二经皆以俞为原"的提问时,只说五脏以输为原,并没有提到六腑,这是应该注意的。

3.原穴为三焦原气通行之处,为人之生命所系,是十二经脉的根本,其分布手不过腕,足不过踝,处于神气、真气所行之地,以及十二经脉脉气盛大的输穴处或其后,因此原穴在诸腧穴中有着十分重要的临床价值。有人统计,在《徐氏针灸大全》《针灸大成》《疗病选穴》等7部针灸医籍中,所收录的2468首针灸处方中,原穴处方占43%,其中《针灸大成》杨氏治症总要的151首处方中,原穴处方竟占52%。这说明,原穴在临床上的使用率较高,治疗范围广,疗效高。古今大量的临床文献都表明,很多疾病,用它法不效者,改用原穴每能收到满意疗效。因此,五脏六腑的疾病,一般可首选原穴进行调治,以通达原气而达到扶正祛邪的目的。

4.近现代对原穴的研究表明:①原穴能反映整个机体的生理病理状态。有人测定,当人体阳气旺盛时,原穴的导电量升高,反之则下降,当原穴导电量多数为0时,则病危。同时在反映机体病变方面,原穴比郄穴、募穴、俞穴更敏感。②各原穴为本经的代表点。有人测定,十二经经穴导电量的总平均值与各经原穴相近,原穴较易诱发本经的循经传感。③原穴与相关脏腑具有特异性联系。实验证明,针刺心之原——神门,肝之原——太冲,引起的脉搏图的变化分别在左寸部(心)、左关部(肝)较大,并具有统计学意义。④原穴具有双向调节性。当人体状态为虚,则原穴能补;人体状态为实,则原穴能泻。

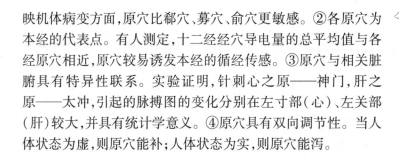

六十七难

【提要】本难论述了五脏募穴、俞穴分布的部位及意义。

【原文】六十七难曰:五藏募[1]皆在阴,而俞[2]在阳者,何谓也?

　然:阴病行阳,阳病行阴,故令募在阴,俞在阳。

【注释】[1]募:募结、汇聚的意思。这里指脏腑之气汇聚于胸腹部的一些特定穴位,即募穴。[2]俞:有转输的意思。这里是指脏腑之气输注于腰背部的一些特定腧穴,即背俞。

【语译】第六十七问:五脏的募穴都在属阴的胸腹部,而俞穴都在属阳的腰背部,这是什么道理呢?

　答:内脏或阴经的病气常出行于阳分的俞穴,体表或阳经的病气常入行于阴分的募穴,所以募穴都在属阴的胸腹部,而俞穴都在属阳的腰背部。

【按语】本难在回答"募穴都在属阴的胸腹部,而俞穴都在属阳的腰背部的原因"时,没有正面阐述,却反而说:有阳分的病邪入行至阴分的募穴,有阴分的病邪出行至阳分的俞穴,这似乎有些答非所问。但仔细思之,其实这是从病理的角度进行的论述,无非是说阴病可以及阳,阳病可以及阴。那么在生理上其经脉之气必然能由阴行阳,由阳行阴,机体的经脉正是通过募、俞穴的阴阳相通,表里相合,来维持经脉之气的平衡,这才是答语立论的前提,也是本难隐含的说明。

根据本难的提示,募穴是阳病行阴的重要处所,俞穴是阴病行阳的重要位置,这方面的病理现象在临床上是可以见到的。一般来说,某一脏或腑发生病变时,常在所属的募穴或俞穴出现疼痛或过敏等表现。因此在治疗上,某一脏或腑的病变,则可取其所属的募穴或俞穴进行治疗,如肝病可取肝俞或期门等;同时与其脏腑经络相联属的组织器官所发生的病证,也可用之加以治疗,如肾开窍于耳,耳聋可取肾俞等。总之,通过从阴引阳,从阳引阴,以调节阴阳经脉之气,来达到治疗的目的。

六十八难

【提要】本难论述了五输穴经气流注的情况和主治的病证。

【原文】六十八难曰:五藏六府各有井、荥、俞、经、合,皆何所主?

然:经言所出为井[1],所流为荥[2],所注为俞[3],所行为经[4],所入为合[5]。井主心下满,荥主身热,俞主体重节痛,经主喘咳寒热,合主逆气而泄。此五藏六府其井、荥、俞、经、合所主病也。

【注释】[1]所出为井:井,这里指水源所出的地方。比喻井穴为经气开始之处。[2]所流为荥:荥,很小的水流。比喻流过荥穴的经气较微弱。[3]所注为俞:注,流入的意思。俞,通输,有转输的含义。比喻俞(输)穴的经气渐盛,像小水流汇入而一起转输之处。[4]所行为经:行,流通的意思。经,有"径"的意思。比喻经气经此流通向前。[5]所入为合:入,由浅至深为入。合,会聚、会合的意思。比喻经气聚合而充盛,好像百川会合流入大海。

【语译】第六十八问:五脏六腑的经脉都有井、荥、输、经、合穴,这些穴位主治什么病证呢?

答:医经上说,经气发出的地方为井穴,经气形成微小的细流的地方为荥穴,经气灌注的地方为俞穴,经气畅行的地方为经穴,经气深入的地方为合穴。井穴主治心下胀满,荥穴主治身体发热,俞穴主治身体沉重、关节疼痛,经穴主治喘促、咳嗽、发冷发热,合穴主治气逆和泄泻。这就是五脏六腑经脉的井、荥、俞、经、合穴所主治的病证。

【按语】

1.五输穴是十二经脉分布在肘、膝关节以下的特定穴位,这类腧穴,每经 5 穴,十二经共有 60 穴,这是古人将经脉之气流注运行的情况,比做自然界水流的由小到大,由浅入深,注于大海的动向,用以说明经气在运行中所过部位不同而具有不同的作用。结合 64 难对五输穴五行的认识,66 难对原穴的论述,以及《灵枢·本输》所论述的穴位名称,见表8,以供查阅。

表8　二十经五输穴穴位名称

阴经						阳经						
穴位名	井	荥	输(原)	经	合	穴位名	井	荥	输	原	经	合
经脉名	木	火	土	金	水	经脉名	金	水	木		火	土
手太阴肺经	少商	鱼际	太渊	经渠	尺泽	手阳明大肠经	商阳	二间	三间	合谷	阳溪	曲池
足太阴脾经	隐白	大都	太白	商丘	阴陵泉	足阳明胃经	厉兑	内庭	陷谷	冲阳	解溪	足三里
手少阴心经	少冲	少府	神门	灵道	少海	手太阳小肠经	少泽	前谷	后溪	腕骨	阳谷	小海
足少阴肾经	涌泉	然谷	太溪	复溜	阴谷	足太阳膀胱经	至阴	通谷	束骨	京骨	昆仑	委中
手厥阴心包经	中冲	劳宫	大陵	间使	曲泽	手少阳三焦经	关冲	液门	中渚	阳池	支沟	天井
足厥阴肝经	大敦	行间	太冲	中封	曲泉	足少阳胆经	窍阴	侠溪	临泣	丘墟	阳辅	阳陵泉

2.本难所述五输穴的主治病证,并没有区分阴经、阳经,这说明五输穴不论阴经、阳经,在主治病证上基本上是一致的。但由于阴经和阳经五输穴五行属性有所不同,其主治病证也必然有一些差异。以荥穴为例,实践证实阴经和阳经都具有清热泻火、疏调血滞的作用,但阳经之荥穴能清实热,阴经之荥穴能清虚热,如肝胃热盛,可取二间、内庭;阴虚火旺,可取劳宫等。此外,对五输穴的运用,《灵枢·顺气一日分为四时》有另外一种方法,即疾病发生在五脏时,可取井穴;疾病变化显现于面色时,可取荥穴;病情时轻时重时,可取输穴;疾病影响音声发生变化时,可取经穴;若经脉满盛,病在胃腑及饮食所伤而得的,可取合穴。有歌诀可帮助记忆:

《灵枢》五输穴运用法:井脏荥色输间甚,经穴偏能治音声,经满而血胃腑伤,饮食不节合穴良。(原文:"病在藏者,取之井;病变于色者,取之荥;病时间时甚者,取之输;病变于音者,

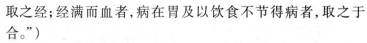

取之经；经满而血者，病在胃及以饮食不节得病者，取之于合。"）

《难经》五输穴运用法：井主心满荥身热，输主体重痛骨节，经主喘咳与寒热，合主气逆并泄泻。

以下兹对《难经》所提出的的五输穴主治作用，从五大主证的辨证关系入手，从阴经五输穴的五行、五脏病机的角度加以分析，方便读者理解五输穴主治的含义。

（1）井主心下满："心下满"指心窝部痞满、郁闷。肝五行属木，与胆相表里，其经分布胸胁。肝主疏泄，如果肝失疏泄，肝木乘脾，则见"心下满"等症，标在于脾，而本责于肝。其他由此引发的证侯，如胸胁胀满、郁郁寡欢、急躁易怒、脉弦等，皆可取足厥阴肝经之井穴，以疏肝解郁、抑木培土。

（2）荥主身热：心五行属火，"身热"为心火亢盛的主要症状之一。心包为心之外卫，保护心主，故温邪逆传，多为心包所受。热盛灼阴，邪陷心包则见身热、神昏谵语等。取其荥穴，以泻邪热。

（3）俞主体重节痛：脾五行属土，主肌肉，脾失健运，水湿停聚，"体重节痛"是常见症状，其他由此产生的病症如水肿、食欲不振、脘腹胀满、大便溏稀等，皆可取足太阴脾经输穴，以健脾理气、运化水湿。

（4）经主喘咳寒热：肺五行属金，"喘咳寒热"为邪袭肺卫所致。肺失宣降，气逆而为喘咳；肺主皮毛，风寒外束，则症见恶寒发热。可取手太阴肺经之经穴，以宣肺解表、降逆止咳。

（5）合主逆气而泄：肾五行属水，主纳气。肾不纳气则逆气、短气喘逆；肾气不固则泄，如滑精、早泄、小便失禁；肾阳虚衰，命门火衰，以致五更泻；肾阴耗伤，水火不济，可致潮热盗汗、梦遗。取足少阴肾经之合穴，可补肾益气、滋阴壮阳。

3.本难在论述五输穴的经气的运行的方向时，都是始于井穴，经过荥穴、输穴、经穴，至合穴，这种循行方向，在手三阳经、足三阴经,则与经脉气血的流注方向一致,在手三阴经、足三阳经则恰好相反。其次,对合穴以后经气的循行,即肘、膝以上部分的循行,则没有加以论述,如果说合穴以后则汇入经脉,由四肢向躯干运行,那么在手三阴经和足三阳经岂不是逆经脉气血流注方向而循行?这两个疑点,颇令人费解。有人考察了十二经别的循行后,指出十二经别起于四肢肘膝上下,向胸腹循行,正是五输穴的后续,因此五输穴与十二经别是人体经脉的一个单独循行系统,即五输—十二经别系统,该系统是十二经脉的补充。此说可供参考。

六十九难

【提要】本难论述了经脉虚、经脉实、经脉不虚不实3种情况的针刺治疗方法。

【原文】六十九难曰:经言虚者补之,实者泻之,不实不虚,以经取之。何谓也?

然:虚者补其母[1],实者泻其子[2],当先补之,然后泻之。不实不虚,以经取之者,是正经自生病,不中他邪也,当自取其经,故言以经取之。

【注释】[1]虚者补其母:根据五行相生的理论,确定五脏母子关系,生我者为母,所生者为子,用来治疗五脏虚证。如肾为肝之母,肝的虚证,不仅补肝,还须补肾。在针灸疗法中,可补其所属的母经或母穴,来治疗子经的虚证。如肝虚证选取肾经水穴阴谷,或本经水穴曲泉治疗。
[2]实者泻其子:指五脏实证可按母子关系泻其子脏。如肝木生心火,肝

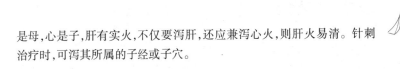

是母,心是子,肝有实火,不仅要泻肝,还应兼泻心火,则肝火易清。针刺治疗时,可泻其所属的子经或子穴。

【语译】第六十九问:医经上说,虚证用补法治疗,实证用泻法治疗,不实不虚的病证,可以在本经取穴治疗。这是怎么一回事呢?

答:虚证可补其所属的母经(脏)或母穴,实证可泻其所属的子经(脏)或子穴,在治疗步骤上应当先用补法,然后用泻法。不实不虚的病证,在本经取穴治疗,是因为这是本经自生的疾病,不是受了其他各经病邪的影响或传来的邪气所致,因此应该取本经的穴位为主,所以说可以在本经取穴治疗。

【按语】虚者补其母,实者泻其子,是根据五行相生的理论,而进行补泻的取穴方法。在具体应用中,一般有两种方法:①根据经脉所属脏腑的五行属性来加以确定。如脾经气虚,按虚者补其母的方法,脾属土,火生土,即火为土之母,当取手少阴心经的穴位,或者取手少阴心经的荥穴少府(属火);如脾经气实,按实则泻其子的方法,肺属金,金为土之子,则当泻肺经之穴,或泻肺经之经穴经渠(属金)来加以治疗。②根据本脏经脉五输穴的五行属性来加以确定。如脾经气虚,可取足太阴脾经的荥穴大都,因为脾属土,火为土之母,荥穴属火。如脾经气实,可取足太阴脾经的经穴商丘治疗,因为经穴属金,金为土之子。上述补泻取穴方法,不仅应用在针灸上,而且对于药物治疗,也有指导意义。但是在临床应用上,不论是针灸或药物治疗,都应根据具体病情,辨证分析,不可拘泥,因为上述补母泻子的方法,只是补泻方法中的一种,不是全部。

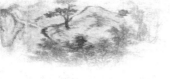

七十难

【提要】论述了四时不同针刺方法的道理。

【原文】七十难曰:经言春夏刺浅,秋冬刺深者,何谓也?

然:春夏者,阳气在上,人气亦在上[1],故当浅取之。秋冬者,阳气在下,人气亦在下[1],故当深取之。

春夏各致一阴[2],秋冬各致一阳者,何谓也?

然:春夏温,必致一阴者,初下针,沉之[3]至肾肝之部,得气,引持之阳[4]也。秋冬寒,必致一阳者,初内针[5],浅而浮之[6],至心肺之部,得气,推内[5]之阴也。是谓春夏必致一阴,秋冬必致一阳。

【注释】[1]阳气在上(下),人气亦在上(下):此处阳气是指天地之气。人气则是指人体的阳气。"人气"所在的"上"是指皮肉之上,"下"是指筋骨之中。[2]各致一阴,各致一阳:致,至、到达的意思。一,这里有一瞬、片刻的意思。阴,指筋骨之中(属肾肝之部)。阳,即在皮肉之上(属心肺之部)。[3]沉之:指深刺。[4]引持之阳:引,引出、拉的意思。持,握、拿着的意思。之,至、到的意思。这里指由深部提针至浅部。"引持之阳"与后文的"推内之阴",阴、阳二字原互倒,凌耀星《难经校注》认为是承上"必致一阴"、"必致一阳"而误,今从。[5]初内针、推内:初内针的"内",通纳,作动词用,入、刺入的意思。推内的"内",作名词,与外相对,指里面、深部的意思,推内即指将针推插至深部。[6]浮之:指浅刺。

【语译】第七十问：医经上说，春夏季节针刺宜浅，秋冬季节针刺宜深，这是什么道理呢？

答：春、夏季节，自然界的阳气蒸腾于上，人体的阳气也趋向于皮肤肌肉浅层，所以应该针刺浅位。秋、冬季节，自然界的阳气沉伏于下，人体的阳气也趋向于筋骨深层，所以应该针刺深位。

问：春、夏季节针刺治疗一般要引导片刻阴分之气，秋、冬季节针刺治疗一般要先引导片刻阳分之气，这是什么道理呢？

答：春夏气候温暖，针刺治疗一般要引导片刻阴分之气，是说刚下针时，深刺到属于肾、肝的筋骨部位，得气之后，再将针提举，以引肾肝的阴气上达属阳的浅位。秋冬气候寒冷，针刺治疗一般要先引导片刻阳分之气，是说刚下针时，浅刺到属于心、肺所主的皮肤肌肉部位，得气之后，再推针以送心肺的阳气进入属阴的深位。这就是所谓春、夏季节针刺治疗一般要引导片刻阴分之气，秋、冬季节针刺治疗一般要先引导片刻阳分之气的道理。

【按语】本难以人与自然相应的理论，论述了人体的阳气随着季节的变化，在人体的分布有所不同，春夏偏于皮肤肌肉浅层，秋冬偏于筋骨深层，从而决定了针刺的浅深。同时，春夏刺浅，不是直接刺浅，而是先深后浅；秋冬刺深，不是直接刺深，而是由浅入深，通过这种方法来达到取阴养阳、取阳养阴的目的，这与《内经》中"春夏养阳，秋冬养阴"、"从阴引阳，从阳引阴"的精神是一致的。现在证实，慢性支气管炎的病人，在春夏的时候，通过扶助阳气的治疗，确能减少冬季的复发；有中风趋势的病人，在秋冬季节补益阴血，确能减少中风的发生。这些是中医学对气候因素在治疗成功加以应用的典型例子。

七十一难

【提要】本难讨论了针刺营或卫的疾病而不伤正的具体方法。

【原文】七十一难曰：经言刺荣无伤卫，刺卫无伤荣，何谓也？

然：针阳者，卧针[1]而刺之。刺阴者，先以左手摄按[2]所针荣俞之处，气散乃内针。是谓刺荣无伤卫，刺卫无伤荣也。

【注释】[1]卧针：即横刺、平刺，进针时针身与皮肤呈15°角左右，沿皮刺入，因为针身倒卧，所以称做卧针。[2]摄按：摄，本义为牵曳，这里有执、持的意思。按，用手向下压。摄按是指在腧穴部位往来按摩。

【语译】第七十一问：医经上说，刺营不要伤卫，刺卫不要伤营，这是什么道理呢？

答：针刺属阳的卫分，应将针身卧倒沿皮刺入。针刺属阴的营分，先用左手确定腧穴部位，并加以揉按，使局部的卫气散开，然后进针。这就是刺营不要伤卫，刺卫不要伤营的针刺方法。

【按语】本难论述了卧针、左手摄按的具体手法，通过这些手法来进行针刺，则可达到针刺卫分而不会伤及营分，针刺营分而不会伤及卫分。因为用卧针的方法来刺卫分，则针身与皮肤接近平行,于是就不会误刺过深;用左手摄按的方法,来确定腧穴,揉散卫气,就可以避免伤及浅层的卫气。可见古人对针刺的态度是严谨的,十分重视不伤及针刺以外的部位。

七十二难

【提要】本难讨论了迎随补泻以调经气的针刺方法。

【原文】七十二难曰:经言能知迎随[1]之气,可令调之。调气之方,必在阴阳[2]。何谓也?

然:所谓迎随者,知荣卫之流行,经脉之往来也,随其逆顺而取之,故曰迎随。调气之方,必在阴阳者,知其内外表里,随其阴阳而调之,故曰调气之方,必在阴阳。

【注释】[1]迎随:迎着经脉之气运行方向进针叫做迎,也就是逆取;顺着经脉之气运行方向进针叫做随,也就是顺取。[2]必在阴阳:在,察、诊察、辨别的意思。必在阴阳是说一定要诊察疾病在阴在阳,然后加以调治。

【语译】第七十二问:医经上说,能够知道迎随经脉之气的运行来进行针刺,可以使经脉之气得到调和。调治经脉之气的方法,一定要诊察疾病在阴在阳。这是什么道理呢?

答:所谓迎随,是在了解营卫之气的循行和各经脉来去走向的基础上,或逆经脉之气的走向针刺,或顺经脉之气的走向针刺,这就是迎随。调治经脉之气的方法,必须首先辨别疾病在阴在阳,是说诊察疾病在外在表,或在里在内的部位,根据所在部位的阴阳虚实属性加以调治,所以说调治经脉之气的方法,必须首先辨别疾病在阴在阳。

【按语】人体十二经脉,有其一定的运行方向和规律。一般而言,手三阴经从胸走手,手三阳经从手走头,足三阳经从头走足,足三阴经从足走腹(胸)。迎随,就是根据十二经脉循行方向,来施行补虚泻实的一种针法。以足三阳经为例,从头走足为顺,从足走头为逆,所以在针刺时,针尖向上逆其走向行针为泻实(即"迎"),针尖向下顺其走向行针为补虚(即"随")。

七十三难

【提要】本难论述了治疗实证针刺井穴时,可以用针刺荥穴来代替的道理。

【原文】七十三难曰:诸井者,肌肉浅薄,气少,不足使[1]也,刺之奈何?

然:诸井者,木也;荥者,火也,火者木之子。当刺井者,以荥泻之。故经言补者不可以为泻,泻者不可以为补,此之谓也。

【注释】[1]使:运用、使用的意思。

【语译】第七十三问:各经脉的井穴,都在肌肉浅薄的部位,经气微少,难以运用补泻的方法,应该采取什么方法呢?

答：五脏经脉的井穴，都属木；荣穴属火，木能生火，火为木之子。应该针刺井穴的，可以改用泻荣穴的方法。所以医经上说，应该用补法的疾病，不可妄用泻法，应该用泻法的疾病，不可妄用补法，就是说的这个道理。

【按语】临床上有当刺井穴的疾病，可以用两种取穴方法：①直接取井穴法。如《灵枢·热病》治疗热病实喘用泻足太阴井穴隐白的方法，热病入心经则泻手太阳小肠经的井穴少泽。实践证明，对于急性热病，用刺井出血的方法以泻热邪，疗效很好。②间接取荣法。因为各经井穴都位于手指或足趾的末端，肌肉浅薄，经气也较其他穴位微少，所以不宜使用深刺的方法，可根据实则泻其子的理论，通过改刺荣穴来代替。这正是本难所论述的内容。这只是针对实证而言，若为五脏经脉的虚证，根据虚则补其母的原则，就应该针刺合穴。

七十四难

【提要】论述了五输穴治疗五脏疾病四季不同的选穴方法。

【原文】七十四难曰：经言春刺井，夏刺荣，季夏刺俞，秋刺经，冬刺合者，何谓也？

然：春刺井者，邪在肝；夏刺荣者，邪在心；季夏刺俞者，邪在脾；秋刺经者，邪在肺；冬刺合者，邪在肾。

其肝、心、脾、肺、肾，而系于春、夏、秋、冬者，何也？

然:五藏一病辄有五也,假令肝病,色青者肝也,臊臭者肝也,喜酸者肝也,喜呼者肝也,喜泣者肝也。其病众多,不可尽言也。四时有数,而并系于春、夏、秋、冬者也。针之要妙,在于秋毫[1]者也。

【注释】[1]秋毫:秋季鸟兽的毫毛,一般用来比喻极细小的事物。这里比喻针法的要妙是很精微的。

【语译】第七十四问:医经上说,春季宜刺井穴,夏季宜刺荥穴,季夏宜刺俞穴,秋季宜刺经穴,冬季宜刺合穴,这是什么道理呢?

答:春季宜刺井穴,是因为病邪在肝;夏季宜刺荥穴,是因为病邪在心;季夏宜刺俞穴,是因为病邪在脾;秋季宜刺经穴,是因为病邪在肺;冬季宜刺合穴,是因为病邪在肾。

问:至于肝、心、脾、肺、肾五脏与春、夏、秋、冬四季相关联,又是什么道理呢?

答:五脏中一脏发生疾病,则可能有色、臭、味、声、液五方面的表现。假使肝脏发生疾病,面色发青是肝病的症状,有臊臭气是肝病的症状,喜嗜酸味是肝病的症状,常常发出呼叫声是肝病的症状,常常流泪是肝病的症状。五脏疾病的表现很多,不可能都全部列出。四季的变化有一定的规律,而井、荥、俞、经、合穴是与春、夏、秋、冬的气候相联系的。针刺的重要和微妙之处,就在于这些好像秋天鸟兽的毫毛一样纤细的地方。

【按语】五输穴在四季五脏的选穴方法,《灵枢·顺气一日分为四时》也有所论述,认为五脏有藏(牝或牡)、色(五色)、时(四季)、音(五音)、味(五味)"五变",根据"五变"与四季相应,藏主冬针刺井穴,色主春针刺荥穴,时主夏针刺输穴,音主

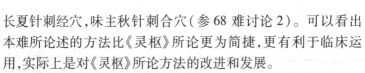

长夏针刺经穴,昧主秋针刺合穴(参68难讨论2)。可以看出本难所论述的方法比《灵枢》所论更为简捷,更有利于临床运用,实际上是对《灵枢》所论方法的改进和发展。

另外,本难问答之词,似有答非所问之处,《难经本义》认为可能有缺误。

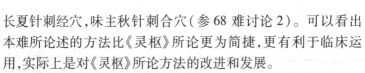

七十五难

【提要】本难运用五行生克理论,讨论了五脏虚实的治疗方法,并以肝实肺虚为例,提出了泻南补北的治则。

【原文】七十五难曰:经言东方实,西方虚,泻南方,补北方,何谓也?

然:金木水火土,当更相平[1]。东方木也,西方金也。木欲实,金当平之;火欲实,水当平之;土欲实,木当平之;金欲实,火当平之;水欲实,土当平之。东方肝也,则知肝实;西方肺也,则知肺虚。泻南方火,补北方水。南方火,火者木之子也;北方水,水者木之母也,水胜火。子能令母实[2],母能令子虚[3],故泻火补水,欲令金不得[4]平木也。经曰不能治其虚,何问其余,此之谓也。

【注释】[1]当更相平:更,更替、更递、轮流的意思。平,平定、平息,这里有制约的意思。当更相平,指五行递相制约,以保持相对平衡的状态。[2]子能令母实:五行处于母子关系的两行,子行亢旺,也引起母行亢旺的现象,称为子能令母实。[3]母能令子虚:五行处于母子关系的

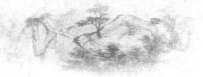

两行,母行亢旺,引起子行虚衰的现象,称为母能令子虚。[4]得:能、能够的意思。

【语译】第七十五问:医经上说,属东方的一脏实而有余,属西方的一脏虚而不足,治疗上应泻属南方的一脏,补属北方的一脏,这是什么道理呢?

答:金、木、水、火、土,五行之间应该保持相互平衡协调的关系。东方属木,西方属金。如果木将偏亢,金就会制约它;火将偏亢,水就会制约它;土将偏亢,木就会制约它;金将偏亢,火就会制约它;水将偏亢,土就会制约它,五行通过这样来求得平衡。东方与肝相应,属东方的一脏实而有余,就是指肝实证;西方与肺相应,属西方的一脏虚而不足,就是指肺虚证。治疗时采用泻与南方、火相应的心,补与北方、水相应的肾。南方属火,火为木之子;北方属水,水为木之母,水能制约火。属子的一脏盛实也能使属母的一脏盛实,属母的一脏虚衰也能使属子的一脏虚衰,所以泻南方心火,补北方肾水,就是为了不直接通过金制约木的方式治疗。医经上说,不能掌握治疗虚证的法则,如何能够懂得治疗其他疾病的方法,就是这个意思。

【按语】对于肝实肺虚证,最直接的治法就是泻肝补肺,而本难并没有采用;还可以根据"虚则补其母,实则泻其子"的理论,采用泻心补脾的方法,但本难也没有采用,而是采用了泻心补肾的方法,其原因在哪里呢? 本难认为,属子的一脏盛实也能使属母的一脏盛实,心火(木之子)盛实,则肝(火之母)木亢旺;属母的一脏虚衰也能使属子的一脏虚衰,肺金(水之母)虚衰,则肾(金之子)水不足,所以采用了泻心火、补肾水的方法,其后又进一步指出"不能治其虚,何问其余",强调本证治虚是重要的一环。可以看出,本难肝实肺虚证,因为肝实引起了心火亢旺,肺虚也导致了肾虚,所以不是一个单纯的肝实肺虚证,对于这样一个病证,本难不是简单地套用固有的法则,而是加以灵活分析,具体辨析,确定了更恰当的治疗原则和治疗的主次,这一点非常难能可贵。

本难所列举的补南泻北的方法,开拓了治疗虚损病证的途径,在临床上有较大的实用价值。如肺痨病人,常常存在肺阴不足、下汲肾水、肝木失制、木火刑金的病理,而表现为潮热、盗汗、咯血、消瘦、脉细数等症状,此时若补肾水为主,兼以泻心火,则往往可以取得比较好的疗效,使肺痨病人在较短的时间内消除症状。

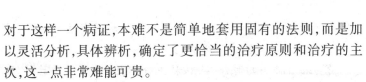

七十六难

【提要】本难论述了补卫泻营的补泻方法,和阴阳补泻的先后步骤。

【原文】七十六难曰:何谓补泻? 当补之时,何所取气? 当泻之时,何所置气?

然:当补之时,从卫取气[1];当泻之时,从荣置气[1]。其阳气不足,阴气有余,当先补其阳,而后泻其阴。阴气不足,阳气有余,当先补其阴,而后泻其阳。荣卫通行,此其要也。

【注释】[1]从卫取气、从荣置气:荣、卫,即营卫,营行脉中较深,卫行脉外而较浅,这里主要代表针刺部位的深浅。取,捕取的意思。置,弃置的意思。从卫取气是说取卫分之气以补经气之虚,从荣置气是说从荣分引出邪气以弃置。

【语译】第七十六问:什么叫做补泻? 施用补法的时候,应该从什么地方取气? 施用泻法的时候,应该从什么地方泻气?

答:施用补法的时候,应该从卫分取气;施用泻法的时候,应该从营分泻气。如果阳气不足,阴气有余,应当先补它的阳气,然后泻散它的阴气。如果阴气不足,阳气有余,应当先补它的阴气,然后泻散它的阳气。使营卫之气能够正常流通运行,就是针刺补泻的要领。

【按语】72 难提出了迎随补泻的方法,本难又提出了补卫泻营的补泻方法。即施补法时,应在较浅的卫分针刺,得气后再引气深入,从而使浮散之气收入经脉之中;施泻法时,应在较深的营分针刺,得气后再引气浅出,从而使经脉中的邪气散泻于外,可见其针法的实质是部位的深浅。此外,本难提出补泻手法的目标是要使营卫正常流通运行,因此施治之前必有营卫的运行失常,而 72 难的迎随补泻法强调"调气之方,必在阴阳",可见两种补泻方法,各有其相应的适应范围,即补卫泻营法对营卫失调较适宜,而迎随补泻法对阴阳失调较适宜。

七十七难

【提要】本难论述了上工和中工治病技术的差别,强调了预防的重要性。

【原文】七十七难曰:经言上工[1]治未病[2],中工[1]治已病者,何谓也?

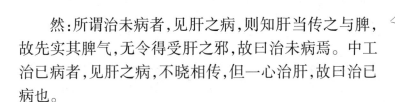

然：所谓治未病者，见肝之病，则知肝当传之与脾，故先实其脾气，无令得受肝之邪，故曰治未病焉。中工治已病者，见肝之病，不晓相传，但一心治肝，故曰治已病也。

【注释】[1]上工、中工：是古代根据医生技术优劣所分的等级。上工是指技术精良的医生，其治愈率可达90％。中工是指具有中等医疗技术水平的医生，其治愈率可达70％。[2]未病：指尚未受邪。

【语译】七十七难曰：经言上工治未病，中工治已病者，何谓也？

答：所谓治未病，例如看到肝脏有疾病时，就知道肝病往往要传给脾，所以应该先充实脾脏之气，使其不受到肝脏病邪的侵袭，这就叫故治未病。所谓技术中等的医生只能治疗已经发作的疾病，例如看到肝脏的疾病，不知道肝会传变给脾的规律，只是一心一意治疗肝脏，所以说，只能治疗已经发作的疾病。

【按语】本难所说的治未病，主要是指预防疾病的传变。中医学中预防疾病的思想，一般包括两个方面，一是"未病先防"，这是中医养生学中的一条重要原则，要求人们根据四季的气候规律，通过气功、导引、体育锻炼等，增强抗病能力，主动适应自然，并积极防治季节性疾病和流行性疾病，必要时可采用一定药物进行预防；二是"有病防变"，有了疾病之后，对病人而言，应尽早治疗，对医生而言，应掌握疾病传变的规律，防止疾病的恶化和传变。本难所述，即是此意。《孙子兵法》上说"是故百战百胜，非善之善者也，不战而屈人之兵，善之善者也。"如对医生而言，治疗已发之疾病，能有十全之功，已属不易；若能将疾病消泯于未发之前，不仅是本难推崇的"上工"，也是历代医生追求的目标。

七十八难

【提要】本难论述了针刺补泻的又一种方法,并提出了左手促进得气的一些具体辅助手法。

【原文】七十八难曰:针有补泻,何谓也?

然:补泻之法,非必呼吸出内[1]针也。然知为针者,信其左[2];不知为针者,信其右。当刺之时,必先以左手厌[3]按所针荥俞之处,弹而努之[4],爪而下之[5],其气之来,如动脉之状,顺针而刺之,得气,因推而内之,是谓补;动而伸之[6],是谓泻。不得气,乃与男外女内[7]。不得气,是为十死不治也。

【注释】[1]呼吸出内:内(nà,音纳),入的意思。针刺补泻方法之一,见于《素问·离合真邪论》,指呼气时进针、吸气时出针为补法;呼气时出针、吸气时进针为泻法。[2]信其左:信,用、任用的意思。指十分重视应用左手。[3]厌:通压,指从上往下增加压力。[4]弹而努之:弹,弹击,这里是以指轻弹腧穴。努,通怒,即怒张、向外突出的意思。弹而努之,是指用手指轻弹针刺部位,使局部气血充盈,则容易得气。[5]爪而下之:爪,用作动词,抓、爪切意思。爪而下之,是指用指甲下掐穴位,可使部位准确而且固定。[6]动而伸之:动,摇动,这里指摇动针身。伸,伸直、伸展的意思,这里指引针身浅出,使邪气外泄。动而伸之,指摇动针身浅出,使邪气外泄。[7]男外女内:外、内,这里指浅刺、深刺的提刺针法。男外女内,指男子浅刺,女子深刺。

【语译】第七十八问：针刺有补和泻的方法，这是怎么一回事呢？

答：补、泻的方法，不是必须根据呼吸作为出入针的关键。善用针法的，重视左手的配合；不善用针的，只重视使用右手。应该下针的时候，一定先用左手按揉所要针刺腧穴的部位，轻轻弹击，使局部气血充盈，并用指甲下掐穴位，当经脉之气来的时候，就好像动脉搏动的样子，此时顺势将针刺入，得气之后，随着再将针推进，这就是补法；相反摇动针身浅出，使邪气外泄，就是泻法。如果不得气，男子就将针浅出一些，女子就将针深刺一些。仍然不得气，就是难以治疗的死证。

【按语】本难在施行补、泻手法的过程中，十分强调"得气"与否。"得气"一词，首见于《内经》，一般是指将针刺入腧穴后所产生的经气感应，包括针刺的感觉（即针感）和病人机体的一些形态学变化等。针感包括自觉和他觉两方面的感觉，自觉是指受术者针刺部位的感觉，主要有酸、麻、痛、胀、重、凉、热、触电感、蚁行感等，以及这些感觉的循经上下传导；他觉是指施术者的针下体会，一般常见徐和或沉紧的感觉，就好像鱼吞钩饵一样，而未得气时则感到针下空虚无物。从本难可以看出，操作前先用左手配合，促使"其气之来"，来则顺势下针，得气之后再施行补泻，如果不得气，还要根据男女性别加以调整针位深浅，可见得气是施行补泻手法的基础。

本文最后指出，反复调针，仍然不得气，就是难以治疗的死证，可见得气与否不仅是治疗效果体现的前提，而且也可以从中窥测疾病的预后。临床上一般是得气迅速时，疗效较好，得气较慢时效果就差，若不得气时，就可能无治疗效果，同时预后欠佳。后世《金针赋》概括得很好："气速效速，气迟效迟"。此外，临床上针刺不得气时，除了可按本难提供的方法进行调针外，还可以作下述处理：①一般处理：检查取穴是否准确。对于正气虚弱的病人,可根据具体情况,在其他已经得气的腧穴上加强补的手法,或加以温灸或加服药物以使经气得以恢复。②留针候气:即将针留置穴内,以待气至;若久留不至,可结合应用提插、捻转以及其他辅助手法。③循弹催气:经气未至,可再用循弹等辅助手法积极催动经气,以达到气至病所的目的。

七十九难

【提要】本难以迎随补泻和母子补泻法相结合,说明补虚泻实的作用,以及在针下所出现的不同反应。

【原文】七十九难曰:经言迎而夺[1]之,安得无虚?随而济[2]之,安得无实?虚之与实,若得若失[3];实之与虚,若有若无[4],何谓也?

然:迎而夺之者,泻其子也;随而济之者,补其母也。假令心病,泻手心主俞,是谓迎而夺之者也;补手心主井,是谓随而济之者也。所谓实之与虚者,牢濡之意也。气来牢实者为得,濡虚者为失,故曰若得若失也。

【注释】[1]夺:使丧失、失去的意思。[2]济:增加、增益、援助的意思。[3]虚之与实,若得若失:虚证用补,补其不足,所以称"若得";实证用泻,泻其有余,所以称"若失"。[4]实之与虚,若有若无:针刺时若医生指下有紧牢充实之感为有气,即"若有";若医生指下有软弱空虚之感为无气,即"若无"。

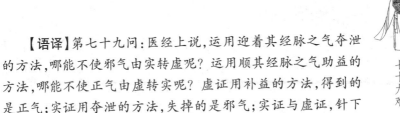

【语译】第七十九问：医经上说，运用迎着其经脉之气夺泄的方法，哪能不使邪气由实转虚呢？运用顺其经脉之气助益的方法，哪能不使正气由虚转实呢？虚证用补益的方法，得到的是正气；实证用夺泄的方法，失掉的是邪气；实证与虚证，针下可以存在若有、若无的感觉，这是什么意思呢？

答：迎着经脉之气夺泄的方法，是指泻它的子穴；顺着经脉之气助益的方法，是指补它的母穴。如心脏发生疾病，用针泻手厥阴心包经的输穴（大陵），这就是所谓迎着经脉之气夺泄的方法；用针补手厥阴心包经的井穴（中冲），这就是所谓顺着经脉之气助益的方法。所说的实证与虚证针下存在若有、若无的感觉，是指针刺时医生感觉到的坚紧有力和软弱无力的现象。经气到来坚紧有力的为得，即正气得补；软弱空虚的为失，即邪气散泄，所以叫若得、若失。

【按语】72难探讨迎随补泻法时，只谈到了迎其经脉来势逆取为泻，随其经脉去势顺取为补，并未明确具体的操作方法。本难则进一步根据"实则泻其子，虚则补其母"的原则，以心病（属火）为例，实证可泻手厥阴心包经的输穴（属土，土为火之子）；虚证可补手厥阴心包经之井穴（属木，木为火之母），将迎随补泻和母子补泻法相结合，明确了迎随补泻的具体操作方法。

值得注意的是，本难所论述的迎随补泻法的具体内涵，与《灵枢·九针十二原》中的迎随之义有所不同，后者所说的"迎之随之"，是指针下候气，随其针下气之虚实而采取或迎或随的补泻法而言，针下气实的，就迎其气来之实而行泻法以迎头夺泻之；针下气虚的，就随其气来之虚而行补法以随后济助之，此理在明朝汪机的《针灸问对》中作了阐述。同时后者也称气之虚实为气之往来，即往者为顺，来者为逆。"往"指针下气虚，如同气之已去，难于行针；"来"指针下气实，如同气之方至，易于行针。

此外，迎随补泻法的具体内涵，明朝张世贤提出了针芒朝向说，即是以针芒朝向而定迎随，针芒逆其经脉所来之方向进针为迎，针芒顺其经脉所去之方向进针为随。针芒朝向说的影响也较大，代表一部分人的认识。关于迎随补泻法的具体操作方法，历代的认识是有差异的，临床上应根据具体情况加以选择运用。

八十难

【提要】本难讨论了进针和出针的时机，强调了得气的重要性。

【原文】八十难曰：经言有见如入[1]，有见如出者，何谓也？

然：所谓有见如入者，谓左手见气来至乃内针，针入，见气尽乃出针，是谓有见如入，有见如出也。

【注释】[1]有见如入：见，同现，显现、显露的意思。如，通"而"，连接词。有见如入，是指左手按穴，指下显现经气到来时，然后进针。

【语译】第八十问：医经上说，有了一定的征象才进针，有了一定的征象才出针，这是什么意思呢？

答：所谓有了一定的征象才进针，是说左手按揉穴位，指下显现经气到来的征象时才进针，当针刺入后显现经气已散时，然后出针。这就是所谓的"有了一定的征象才进针，有了一定的征象才出针"的意思。

【按语】本难承78难作了进一步论述，可以看出得气不仅是施行补泻手法的基础，而且也是进针和出针时机的要点，即气来时进针，得气时行补泻，气尽时出针。本难强调了针刺治疗时候气的重要性。

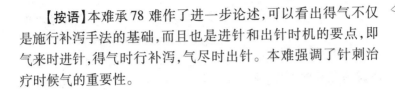

八 十 一 难

【提要】本难举例说明了补虚、泻实的治则，并阐明了误用补泻的后果。

【原文】八十一难曰：经言无实实虚虚[1]，损不足而益有余，是寸口脉耶？将病自有虚实耶？其损益奈何？

然：是病，非谓寸口脉也，谓病自有虚实也。假令肝实而肺虚，肝者木也，肺者金也，金木当更相平，当知金平木。假令肺实而肝虚微少气，用针不补其肝，而反重实其肺，故曰实实虚虚，损不足而益有余。此者，中工之所害也。

【注释】[1]实实虚虚：前一个实和虚作动词，即实为用补法，虚为用泻法。后一个实和虚作名词，即实为实证，虚为虚证。这句话的意思是实证用补法，虚证用泻法。

【语译】第八十一问：医经上说，实证不要用补法，虚证不要用泻法，否则会减少不足而增加有余，这是指寸口脉象的虚实？还是疾病本身所有的虚实？其中造成减少不足和增加有余的具体情况是怎样的？

答：这是指疾病，不是指寸口脉象，是疾病本身所具有的虚和实。例如肝实而肺虚的病证，肝在五行属木，肺在五行属金，金与木之间，可以通过相互制约的关系而达到平衡，所以应该知道通过补肺泻肝，使金能制约木。又如肺实而肝虚的病证，肝气本来微弱不足，用针刺治疗不去补益虚弱的肝，而反去补益盛实的肺，这就是所说的实证用补法，虚证用泻法，减少了不足而增加了有余。这些就是平庸的医生所造成的伤害。

【按语】本难以肝实肺虚证为例，说明了补虚、泻实的治疗原则，并指出其机制是通过恢复五行之间的相互平衡关系来达到治疗目的。又以肺实肝虚证为例，指出错误地进行补泻所导致的后果，即"损不足而益有余"，这必然会引起疾病的加重。"无实实虚虚"的原则，不但应用于针灸，而且对药物的治疗也有重要的指导价值。

《难经》按序分类纲目

1.《难经集注》按序分类(分为13类)

序号	类别	总难数	难经起止
1	经脉诊候	共 24 难	1 难 ~ 24 难
2	经络大数	共 2 难	25 难 ~ 26 难
3	奇经八脉	共 3 难	27 难 ~ 29 难
4	营卫三焦	共 2 难	30 难 ~ 31 难
5	脏腑配象	共 6 难	32 难 ~ 37 难
6	脏腑度数	共 10 难	38 难 ~ 47 难
7	虚实邪正	共 5 难	48 难 ~ 52 难
8	脏腑传病	共 2 难	53 难 ~ 54 难
9	脏腑积聚	共 2 难	55 难 ~ 56 难
10	五泻伤寒	共 4 难	57 难 ~ 60 难
11	神圣工巧	共 1 难	61 难
12	脏腑井输	共 7 难	62 难 ~ 68 难
13	用针补泻	共 13 难	69 难 ~ 81 难

2. 现代按序分类(分为 6 类)

类别	难序	主 要 内 容	总难数
诊	第 1 难	诊脉独取寸口的原理	
	第 2 难	寸关尺的确定与阴阳属性	
	第 3 难	论太过、不及、覆脉、溢脉等反常脉象	
	第 4 难	五脏脉的阴阳	
	第 5 难	诊脉的轻重指法	
	第 6 难	脉的阴阳虚实	
	第 7 难	六气的旺脉	
	第 8 难	寸口脉平而死的原理	
	第 9 难	迟数脉与脏腑疾病的关系	
	第 10 难	论一脏脉象的十种变象	
	第 11 难	歇止脉与肾气衰竭的关系	共 21 难
	第 12 难	虚实误治	
法	第 13 难	色脉尺肤相应诊法的运用	
	第 14 难	损、至脉及脉象的"根"与元气的关系	
	第 15 难	四季的正常脉与异常脉	
	第 16 难	五脏脉诊与内外证候	
	第 17 难	脉证相应相反与预后	
	第 18 难	寸关尺三部的脏腑配属及积聚痼疾的脉象	
	第 19 难	男女的正常脉与异常脉	
	第 20 难	阴阳伏匿的脉象	
	第 21 难	论形病与脉病的关系	
经	第 22 难	是动所生病与气血关系	
	第 23 难	经脉长度与循行	
	第 24 难	阴阳各经气绝的临床表现与预后	
	第 25 难	心包经是十二经的组成之一	
	第 26 难	阳络、阴络、脾之大络参与十五络的组成	共 8 难
	第 27 难	奇经八脉的组成和功能	
络	第 28 难	奇经八脉的循行路线和功能	
	第 29 难	奇经八脉的证候	

类别	难序	主 要 内 容	总难数
脏 象	第 30 难	营卫生成与运行	共 18 难
	第 31 难	三焦的部位与运行	
	第 32 难	心肺部位与营卫气血的关系	
	第 33 难	肝肺属性与浮沉	
	第 34 难	五脏与色、臭、味、声、液、七神的关系	
	第 35 难	五腑的功能	
	第 36 难	肾与命门	
	第 37 难	五脏六腑与七窍、阴阳脉的关系	
	第 38 难	论脏五腑六	
	第 39 难	论脏六腑五	
	第 40 难	肺肾与耳闻、鼻嗅关系	
	第 41 难	肝有两叶	
	第 42 难	腑脏度量与功能	
	第 43 难	不食饮七日而死的原理	
	第 44 难	七冲门的部位与名称	
	第 45 难	论八会穴的部位与主治	
	第 46 难	老少寤寐不同的原理	
	第 47 难	面部独能耐寒的原理	
疾 病	第 48 难	论三虚三实	共 14 难
	第 49 难	正经自病与五邪所伤的区别	
	第 50 难	五邪的传变	
	第 51 难	脏腑疾病与喜恶	
	第 52 难	脏腑发病的根本不同	
	第 53 难	七传与间脏的传变及预后	
	第 54 难	脏腑疾病治疗的难易	
	第 55 难	积聚的区别	
	第 56 难	五脏积聚	
	第 57 难	五泄证候	
	第 58 难	伤寒病的种类及表现	
	第 59 难	狂癫病的区别	
	第 60 难	头心痛的厥痛与真痛	
	第 61 难	上工治未病	

续表

类别	难序	主　要　内　容	总难数
腧穴	第 62 难	论脏腑井荥穴数目	共 7 难
	第 63 难	井穴为始的原理	
	第 64 难	五输穴的阴阳五行属性	
	第 65 难	所出为井、所入为合的意义	
	第 66 难	十二经原穴与三焦的关系	
	第 67 难	募俞穴的阴阳	
	第 68 难	五输穴的主治	
针法	第 69 难	补母泻子针刺法	共 13 难
	第 70 难	论四季不同的针刺方法	
	第 71 难	针刺营卫的手法	
	第 72 难	迎随补泻针刺法	
	第 73 难	刺井泻荥的针刺方法	
	第 74 难	论四时五脏的针刺手法	
	第 75 难	肝实肺虚与补北泻南的原理	
	第 76 难	补泻的方法与步骤	
	第 77 难	论医疗技术高低的差别	
	第 78 难	补泻手法与左手促进得气的辅助手法	
	第 79 难	迎随补泻与子母补泻结合运用的方法	
	第 80 难	候气进针与出针	
	第 81 难	误施补、泻的后果	